吃法

食物与营养面对面百问百答

李海燕 等著

全国百佳图书出版单位

中国中医药出版社

·北 京·

图书在版编目（CIP）数据

吃法：食物与营养面对面百问百答 / 李海燕等著 .
—北京：中国中医药出版社，2023.12
ISBN 978 – 7 – 5132 – 8586 –5

Ⅰ . ①吃… Ⅱ . ①李… Ⅲ . ①食品营养—问题解答
Ⅳ . ① R151.3–44

中国国家版本馆 CIP 数据核字 (2023) 第 231115 号

中国中医药出版社出版

北京经济技术开发区科创十三街 31 号院二区 8 号楼
邮政编码　　100176
传真　　010-64405721
唐山市润丰印务有限公司印刷
各地新华书店经销

开本 710×1000　　1/16　　印张 12.75　　字数 141 千字
2023 年 12 月第 1 版　　2023 年 12 月第 1 次印刷
书号　　ISBN 978 – 7 – 5132 –8586 –5

定价　　58.00 元
网址　　www.cptcm.com

服 务 热 线　　010-64405510
购 书 热 线　　010-89535836
维 权 打 假　　010-64405753

微信服务号　zgzyycbs
微商城网址　**https://kdt.im/LIdUGr**
官 方 微 博　http://e.weibo.com/cptcm
天猫旗舰店网址　**https://zgzyycbs.tmall.com**

如有印装质量问题请与本社出版部联系（010-64405510）

《吃法：食物与营养面对面百问百答》

作者名单

顾　　问　　陈萌山　王东阳　蔡典雄

著　　者　　李海燕　洪汉君　叶小华　王晓举　王秀丽
　　　　　　朱大洲　梁芙蓉　厉　昀　黄　敏　程广燕
　　　　　　黄少华　韩　娟　任广旭　唐振闯　杨祯妮
　　　　　　朱　宏　秦　朗　李婷婷　吴宏安　孙奕良
　　　　　　吴方禹　魏广成　牛逢春　谢亚丽　徐伟平
　　　　　　聂　君　梅振武　祝超然　杨东立　李向东
　　　　　　张梅铠　王　闯　张玉萍　丁庆波　赵贝贝

序

以食育人，持续强化国人食育观

进入新时代，我国食物种类得到极大丰富，食物消费水平不断升级，城乡居民营养健康状况显著改善。与此同时，食物营养发展面临着诸多新的挑战，老百姓对什么是健康的饮食和生活方式认识不足，知识储备不足，吃出来的问题越来越严重，膳食结构不合理现象严重，隐性饥饿挑战依然严峻，超重肥胖快速增长的势头仍未得到有效遏制，营养相关慢性疾病低龄化发展，居民（尤其是学生）体质提升任务仍然艰巨。这就需要从认知着手，从加强食育起步，全面推进国民健康素养的提升。从当前实际看，食育与德育、智育、体育、美育和劳动教育等相比更凸显其基础性和紧迫性，应该成为国民教育体系的重要内容。食育已经取得了初步成效，主要体现在以下几个方面。

第一，国家高度重视，出台了系列举措统筹推进。2016 年中共中央 国务院印发《"健康中国 2030"规划纲要》，提出"以提高人民健康水平为核心"。《中国食物与营养发展纲要（2014—2020 年）》提出"将食物与营养知识纳入中小学课程""研究设立公众'营养日'""开展食物与营养知识进村（社区）入户活动"。《国民营养计划（2017—2030 年）》提出"创建国家食物营养教育示范基地"。教育部等机构联合发布了《学校食品安全与营养健康管理规定》。

这些重大举措，为食育工作的开展提供了依据，指明了方向。

第二，多方主体参与，重视食育教育示范推广。近年来，在政府政策规划引领下，全国涌现出一批如中国学生营养日、全民营养周、国家食物营养教育示范基地等品牌实践活动。于若木先生倡导设立的"全国学生营养日"已由中国学生营养与健康促进会成功举办34届。中国营养学会与中国疾控中心营养与健康所、农业农村部食物与营养发展研究所、中国科学院上海营养与健康研究所共同发起的"全民营养周"已成功举办9届。国家食物与营养咨询委员会按照《国民营养计划（2017—2030年）》要求，于2017年启动"国家食物营养教育示范基地"创建工作，先后遴选3批44家示范基地，涵盖地方政府、教育科研机构、企业、行政村等不同主体，探索形成了一批可示范、可推广的教育模式。

第三，各地积极行动，创造了各具特色的实践做法。北京市卫生健康委员会、北京市教育委员会在全市中小学校联合开展平衡膳食校园健康促进行动，形成各级卫生健康委员会、教育委员会密切合作、共同决策，各级疾控中心和中小学保健所、学校密切互动、共同承担的工作机制。成都市教育局、卫生健康委员会联合构建中小学、幼儿园健康副校长"全域覆盖""全面融入""全程护航"的"三全模式"，着力提升学校食育教育能力和水平，积极探索医教协同新机制。

城乡居民对营养健康的追求越来越迫切，食育的推进需要进一步明确。当前，要以校园食育为重点，坚持目标导向和问题导向，建立覆盖面广、协同能力强、教育效果好的食物营养教育体系，为全面提升城乡居民健康素养夯实基础。

一是推动立法建设，强化制度保障。立法先行是解决学生营养问题的基本经验，通过单独或综合立法的形式，将食育确定为国家战略。

二是建立协调机制，强化组织保障。从国家层面，建立教育、卫生健康、农业农村等相关部门部际协调机制，加强食育顶层设计。要制定保障政策，加强基础性食育设施建设，完善服务手段。

三是重视师资建设，强化人才保障。推动师范院校设置食育教育专业，引导普通高等院校加强食物营养专业人才培养。鼓励社会团体加大营养师、食育指导师等培训，全面提升食育人才队伍水平。

四是加强内容开发，完善知识体系。组织学校、科研机构、学会协会等各方专业力量，按照系统性、逻辑性、递进性要求，以解决健康问题为导向，系统开发食育课程，为食育提供基础保障。

五是引导多方参与，营造良好氛围。国家要制定食育规划，发挥引领主导作用。媒体加大宣传食育的重要性，提高全社会认识。学术机构、社会团体发挥宣教、培训作用，营造良好的食育社会环境。

六是加强食育研究，创新教育模式。鼓励引导科研院所、高等院校完善食物营养学科体系，完善研究平台，为食育提供理论和方法支撑。支持国家食物营养教育示范基地通过试点，探索食育模式，拓展食育路径，为全国学校食育工作提供经验借鉴。

国家食物与营养咨询委员会主任　陈萌山

2023 年 10 月

目　录

001
白米粥是最好的病号饭吗？

⊙ 生病的时候医生总是提醒说要吃清淡点，于是喝白米粥就变成了"病号饭"的标配。生病的时候可以喝白米粥吗？

⊙ 因为白米粥炖煮时间较长，米中的淀粉已经糊化了，更容易被消化吸收，而且粥的水分含量高，是人体水分的重要来源，所以白米粥对健康的人，以及食欲不佳、消化不良的患者来说，是获得能量和水等营养素的一个良好来源。

⊙ 人们都说"食补不如粥补"，喝白粥真的有利于患者恢复吗？

⊙ 对一个患者来说，如果长期以白米粥为主要食物，甚至是唯一的食物，那当然是不行的，因为白米粥虽然容易消化，能减轻消化系统的负担，但营养素的种类比较单一，不能满足人体的全部营养需求。

特别是现在的大米加工精度较以往有较大的提高，除淀粉、蛋白质外，其他营养素含量较以往更是明显减少了。这样的食物不能支撑患者的康复。所以，可以用粥作为主食来养生，但是其他食物，如肉、鱼、奶、蛋、蔬菜、水果等一样都不能少，这样才能起到强壮身体的作用。

002
喝汤更有利于补充营养吗？

问 "精华都在汤里"这种说法对吗？

答 这是没有科学依据的。汤中的营养物质主要还是保留在鱼类等煲汤的食材中，富含蛋白质、维生素、微量元素等营养物质。畜、禽肉类富含蛋白质，消化利用率高，是优质蛋白质的良好来源。

问 不少人坚信大骨浓汤是补钙食疗的佳品，多喝骨头汤能够补钙吗？

答 长时间煨煮骨头，并不能使其中的钙溶出。骨头中所含的钙是以"磷酸钙"形式存在的，几乎不溶于水。有研究人员做了个实验，将50克骨头放在水中，放在电炉上煨汤，20分钟后将汤倒出，

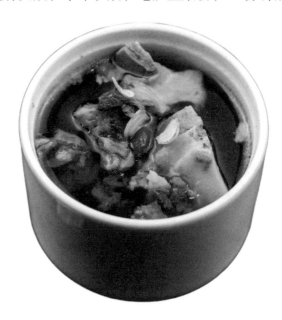

换上新的水，再煨 20 分钟，然后再倒出汤换水煨，连续 3 次，最终得到的 150 毫升骨头汤中钙含量仅有 7 毫克 /100 毫升，而当地自来水中钙的含量为 4 毫克 /100 毫升。也就是说，高温、长时间煨煮出来的骨头汤中的钙，仅比自来水中的钙多一点儿。

问 **骨汤又白又浓，是不是熬得久一点，营养价值会更高？**

答 骨和肉经过长时间的炖煮变得酥软，并非是骨钙溶出，而是肉中胶原蛋白析出溶出。骨头汤煨到后来浓浓的，那是将骨髓中的脂肪给大量地煨出来了。煨出来的骨头汤越香，说明汤中的脂肪越多，因为脂肪有一种特殊的香气。而上面的那个实验已告诉我们，这种味道非常鲜美的骨头汤中，钙的含量却是非常低的。

003
阿胶、红枣是补血佳品吗？

问 **一说起贫血，大多数人首先想到的好像就是马上补铁？**

答 贫血在医学上是指人体外周血红细胞容量减少，低于正常范围下限的一种临床症状，缺铁性贫血在临床上最为常见。因此，我们常说的补血，其实就是补充人体必需的铁元素。

问 **常听说红色的食物可以补血，红枣、红糖水真能补血吗？**

答 红枣分鲜枣和干枣，《中国食物成分表》中显示，鲜枣和干枣的含铁量并不高，每 100 克中铁元素的含量还不到 3 毫克。此外，红枣中所含的铁是非血红素铁，容易受到多种因素的影响，在人体内的吸收利用率低。由此可见，无论是鲜枣还是干枣含铁量都低，吸收利用率也不高，完全无法达到人们期待的补血效果。实际上，红糖、红枣、红豆等红色食物的颜色并非来自铁元素，而是来源于花色素类物质。

问 被人们誉为补血圣品的"阿胶"补血效果究竟怎么样呢？

答 关键在于阿胶的成分。上等阿胶是由驴皮熬制而成的，主要成分是胶原蛋白，含铁量极低，补铁效果微乎其微。胶原蛋白并非优质蛋白，营养价值不高，远不如鸡蛋、牛奶等食品。食物中的铁元素主要分为血红素铁和非血红素铁，血红素铁可被人体直接吸收，不容易受膳食因素影响，吸收利用率高，在动物肝脏、动物血、红肉等动物性食物中含量较为丰富。非血红素铁主要存在于植物性食物中，消化吸收率低，但新鲜果蔬中所富含的维生素 C 可以促进食物中非血红素铁的吸收。

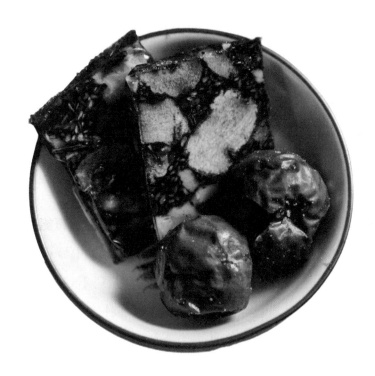

004
药酒具有保健功能吗？

问 我国民间有泡药酒的传统，将一些具有滋补作用的动植物放在白酒里浸泡。药酒有这么厉害吗，可以强壮身体、延年益寿吗？

答 一些动植物中确实含有可以溶解于酒精的"有效成分"，溶解的程度与酒精的浓度、浸泡的时间、存放时的环境温度等很多因素有关，但在家自制这种药酒时，往往很难掌握和控制这些条件，导致药酒中"有效成分"的含量不稳定；药酒中的"有效成分"一般量很小，要达到药效，需增加饮酒量，这对肝脏的损害作用可能会大于"滋补"作用。

医学界的权威杂志《柳叶刀》发布的研究结果，明确了酒精对健康的危害性：酒精的安全剂量为零！喝一点对健康也是不利的。

问 自制药酒有食品安全风险吗？

答 自己泡药酒有一定的安全隐患。一些家庭用土制的陶罐、锡壶做容器，这种土制的容器中可能混有有害物质，如铅、砷等，酒精可以使它们游离出来，时间越长，危害越大，饮用这样的药酒，发生慢性中毒的风险极大。

005
"零添加""纯天然"食品更安全健康?

问 有的食品标签上标有"纯天然食品"字样,追求天然就健康吗?

答 许多消费者在选购食物的时候,都喜欢选择写有"纯天然""全天然"字样的食品,认为它们健康安全,污染少。蔬菜可以在阳光下"天然地"生长,奶牛也可以在牧场上"天然地"产奶。但是,这类词汇并不能保证灌溉蔬菜的水是安全的,也不能保证奶牛所吃的草一定不被污染。

问 天然食品一定更安全吗?

答 野菜也许是最"天然"的食品了,因为它没有经过人工的栽培,完全在野外自然生长。然而,由于人类的污染,公路边上生长的野菜吸收了汽车的尾气,菜叶中铅的含量甚至高于栽培的蔬菜。野鸟也许被许多人看成天然食品,但是它也经常采食人类的庄稼,体内所含的农药并不比家养的鸡少。因此,一种食品是否没有受到污染,是否对人体安全,要通过严格的检验方能确定。要想获得真正安全无污染的食品,就要进行"从土地到餐桌"的全程质量控制和安全监管。

006
天然生长的野菜就是绿色食品吗？

问 随着生活水平的提高，绿色食品逐渐成为人们健康饮食的首选。其中，不少人对野菜青睐有加，称之为"绿色蔬菜"。

答 事实上，大部分野菜虽是自然生长的，但并不算绿色食品。绿色食品不仅要求产地的生态环境优良，还必须按照农业部门绿色食品的标准生产并实行全过程质量控制，只有经过专门机构认定获得绿色食品标志的安全、优质产品才是真正的绿色食品。

野菜除少数是由人工种植的以外，大部分都是自然生长的，并没有进行严格的监控和管理。野菜生长的土壤可能已被垃圾、废水污染，赖以生存的空气也可能充斥着有害废气，园林部门大面积喷洒农药、杀虫剂时，这些野菜也都"雨露均沾"，难以幸免，有毒物质就不知不觉地在野菜中潜伏了下来。另外，有些野菜本身可能就含有能让人过敏甚至中毒的毒素，误采误食容易造成食物中毒，所以看似天然的野菜其实并不"绿色"。

问 很多人平常喜欢自己挖点野菜吃，有什么需要多加注意的事项吗？

答 在野菜的摘食过程中要注意以下几个方面：

第一，吃野菜，安全最重要。野菜品种众多，在采摘野菜的时候要注意选择自己认识和熟悉的野菜。

第二，烹饪野菜时要注意洗净，最好用热水焯烫。这样做一来可以通过热水浸泡去除一定的天然毒素，二来可以通过焯烫去掉一部分野菜中的草酸。

第三，进食野菜应当适量。如果过量吃野菜有可能会因摄入过多膳食纤维而加重肠胃负担，导致身体不适。

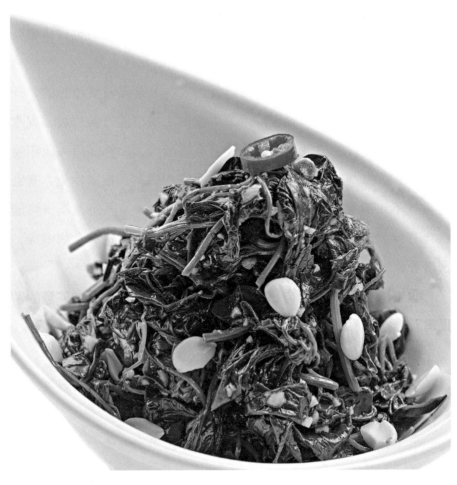

007
人人都要增强免疫力吗？

🈂 "增强免疫力"是许多保健食品广告中的金牌台词，久而久之大家都对"免疫力是需要增强的"深信不疑，"提高免疫力"给人的感觉就是可以防治百病。增强免疫力的保健食品适合所有人食用吗？

🈶 其实免疫力也不是人人都必须提高，任何事物都是有两面的，免疫力不但会过弱，同样也会过强。免疫力过强，人体也会出现异常情况，可能会对身体外部的物质反应过度，也就是我们通常所说的"过敏"，所以也不是所有人都适合摄入可增强免疫力的保健食品，其适宜人群为免疫力低下人群。另外，增强免疫力的产品配方中可能存在一些不适合婴幼儿、孕妇摄入的成分，所以在选择保健食品时还要看清标签上的适宜人群。

🈂 免疫力过强会有什么危害呢？

🈶 免疫力过强时，几乎所有物质都可成为变应原，比如尘埃、花粉、药物或食物等，它们作为抗原刺激机体产生不正常的免疫反应，从而引发变应性鼻炎、过敏性哮喘、荨麻疹、食物过敏、食物不耐受等情况，严重的可能对身体内部自己的组织细胞产生作用，使人患上自身免疫性疾病，如类风湿关节炎、系统性红斑狼疮、慢性甲状腺炎、青少年型糖尿病、慢性活动性肝炎、恶性贫血等疾病。

008
为什么有人喝水都会胖？

问 经常听身边的朋友抱怨"我就是易胖体质""我喝凉水都长肉"，难道真的有人喝水都会变胖吗？

答 喝矿泉水或纯净水不会增加能量摄入，也不会长肉；喝含糖饮料就会增加能量摄入，有可能长肉。常见的含糖饮料有碳酸饮料和调味果汁，它们的共同点是添加了蔗糖、葡萄糖、果糖或果葡糖浆等能量高的糖，多饮易造成能量过剩，引起肥胖。

问 真的存在易胖体质吗？是什么原因造成的？

答 如果饮食摄入的能量超过运动消耗的能量，多余的能量以脂肪的形式储存在皮下和内脏上，加上熬夜、失眠、抑郁等因素，不知不觉就成了易胖体质。

问 易胖体质者怎样做能有效控制体重？

答 易胖体质的人要做到量出而入，根据自己的运动消耗量来安排饮食的结构和数量，摄入的能量不超过消耗的能量，才能减肥成功或避免复胖。首先，根据作息时间合理安排运动，有氧运动结合适当的增肌训练，可以提高代谢率，改善体内胰岛素分泌和受体功能，促进脂肪消耗。然后，根据运动计划合理安排饮食，坚持平衡膳食原则，确定每天各类食物的数量，多吃富含膳食纤维、维生素、矿物质和水的低能量蔬菜，适量吃富含优质蛋白质的瘦肉和豆类食物，酌情减少富含碳水化合物的精细米面，少吃含糖食品，少喝含糖饮料、含酒精的饮料及酒。

009
吃核桃补脑吗？

（问）**吃核桃真的能补脑吗？**

（答）"核桃补脑"的说法在日常生活中广为流传，其依据是核桃的形状跟人脑有形似之处，大家普遍相信"以形补形"的说法。实际上，目前并没有可靠的科学证据证明吃了核桃能使人聪明。

从食物成分上看，核桃中的15%左右是蛋白质，不到10%的是膳食纤维及脂肪。此外，核桃中还含有一些矿物质、维生素及植物固醇等。核桃中的脂肪酸主要是不饱和脂肪酸，对健康是有好处的，其他那些营养成分也是人们容易缺乏的，所以说核桃是一种有益健康的食物。然而，与其他的坚果相比，核桃并没有突出的使人变聪明的成分或物质。

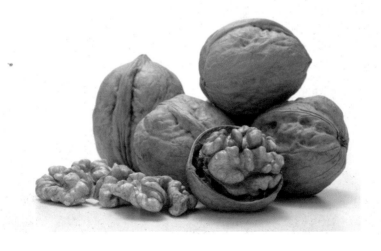

010
喝酒可以御寒吗？

问 "喝酒可以御寒"这种说法对吗？

答 一般来说，喝酒可使呼吸加快、血管扩张，血液循环的速度随之加快、热量消耗随之增加，让人感到身上热乎乎的。实际上，这是体温调节中枢紊乱的前兆，特别是酒喝得过多时，可引起体温调节功能失调、热量散失增多，这时胃受到酒精的"麻醉"，消化功能也明显下降，人体产热功能明显减弱，无法为身体御寒。真正能起到御寒作用的方法有两种：一是要吃有营养的食物，增加热量摄入；二是加强保暖。若是单纯靠饮酒御寒，反倒让人不耐寒。

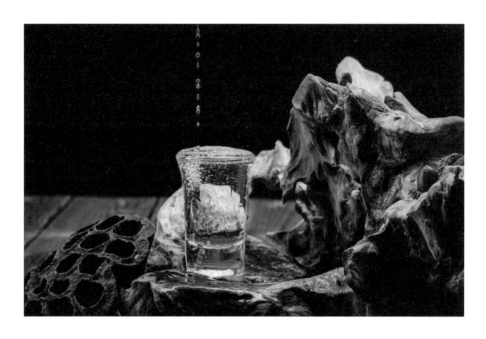

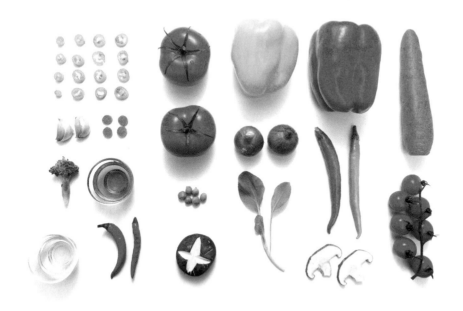

011
蔬菜颜色都有哪些学问？

问 为什么吃蔬菜要"选色"？

答 蔬菜根据颜色深浅可分为深色蔬菜和浅色蔬菜。深色蔬菜是指深绿色、红色、橘红色和紫红色的蔬菜。深色蔬菜富含 β－胡萝卜素、维生素 B_2 和维生素 C，含有的叶黄素、花青素等植物化合物，以及其中的芳香物质，赋予蔬菜特殊而丰富的色彩、风味和香气，有促进食欲的作用，并起到一些特殊的作用，如抗氧化、防癌、抗癌等。

问 常见的深色蔬菜有哪些？

答 深绿色蔬菜包括菠菜、空心菜、韭菜、西蓝花、茼蒿、西洋菜等；橘红色蔬菜包括西红柿、胡萝卜、南瓜、甜椒等；紫色蔬菜包括红苋菜、紫甘蓝等。

问 是不是颜色越深的蔬菜越有营养？

答 深色蔬菜的营养价值一般优于浅色蔬菜，同一类蔬菜中，也是颜色深的品种健康效果更好，比如深红色西红柿中的番茄红素含量远高于粉红色西红柿中的含量，因此强调每天吃的蔬菜里面最好有一半以上是深色的蔬菜。品种上也尽量能够丰富一点，每天吃3~5种，还要选择一些十字花科的蔬菜，比如西蓝花、萝卜、卷心菜、紫甘蓝、芥蓝、荠菜等。

012
喝水都有哪些讲究？

问 生活中，我们一向对"热"情有独钟——饭要趁热吃，水要趁热喝。水一定要趁热喝吗？

答 其实研究显示长期喝太热的饮料（65℃及以上），可能会增加患食管癌的风险。当我们喝热饮或吃热的食物时，65℃高温足以对消化道造成慢性损伤，引发食管黏膜炎症，合成的亚硝胺是强致癌物。而且，组织损伤可能造成DNA损伤，DNA暴露出来后更易受到致癌物的攻击。此外，长时间食用烫食还有可能引起食管裂孔疝，即高温使食管裂孔扩大，腹腔脏器（主要是胃）通过食管裂孔进入胸腔的一种疾病。

问 多少温度的水喝起来是安全的?

答 口腔和食管表面黏膜的温度在36.5~37.2℃。人体体温约37℃,因此40℃较温热。专家建议,适宜的过食温度在10~40℃,能耐受的最高温度在50~60℃,超过65℃便足以烫伤黏膜。国际癌症研究机构已经将65℃以上很热的热饮归为2A类致癌物。

013
蔬菜汁简单方便,是否可以替代蔬菜?

问 蔬菜汁有营养吗?能代替蔬菜吗?

答 蔬菜榨汁可以当作一种"不加热"的烹饪方式。在这个过程中,水溶性营养成分多数到了汁里,而非水溶性膳食纤维会留在渣中。在食品成分数据库里,100克胡萝卜汁的膳食纤维含量是0.8克,而100克胡萝卜则是2.8克。尽管榨汁是非加热方式,但因为在打浆过程中会破坏组织细胞,使其中的氧化酶被释放出来,而打浆时的高速旋转会引入大量气泡,使维生素C"高效"接触氧气,氧化速度很快,甚至可造成80%以上的维生素C损失。

问 对于不爱做饭的人来说,喝点蔬菜汁来增加吃蔬菜的量是否可行?

答 注意我们说的"蔬菜汁"是现打、没有加入其他成分的纯蔬菜汁。与果汁相比,蔬菜汁或者蔬菜浆的味道都不是那么好。如果为了"好喝",在里面加入糖等调味成分,那么就增加了其他成分的摄入。市场上有些商业化的蔬菜汁,为了口味和保存需要进行了加工与调味，效果就更不如直接吃新鲜的蔬菜了。

　　简而言之，作为一种吃蔬菜的方式，榨汁没有什么问题，打浆比榨汁还要好一些。但是，它们仅仅是吃蔬菜的方式，与其他吃蔬菜的方式相比，不会有多少额外的收益。健康的关键，是多吃蔬菜，吃多样化的蔬菜。

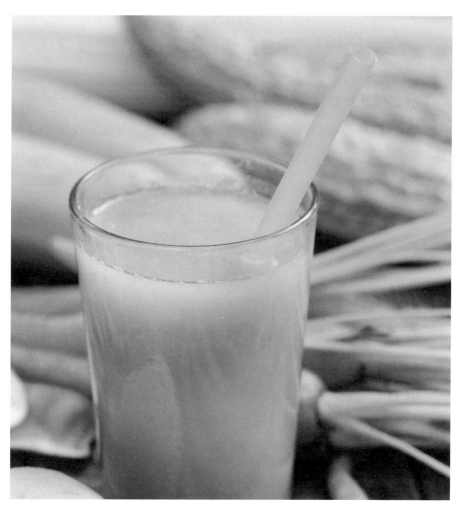

014
浓缩的就是精华？可以再把果汁当水果吗？

问 鲜榨果汁可以替代水果吗？

答 研究发现每周摄入 3 份水果的人和不吃水果的人相比，患上糖尿病的风险大大降低。然而，摄入果汁不仅不能降低患糖尿病的风险，甚至有促进肥胖和增加糖尿病发病风险的趋势。

把水果做成果汁，即便是 100％的果汁，也不能起到和完整水果一样的作用。甜味果汁和甜饮料一样，都会促进肥胖发生。果汁在制作过程中去掉了膳食纤维和部分营养成分，其中的维生素 C 和抗氧化物质也会损失。同时，果汁往往都很甜，苹果汁、橙汁的糖含量都在 8％以上，而葡萄汁的含糖量甚至可达 15％~20％，是普通甜饮料含糖量的 2 倍，喝一杯纯果汁就能喝进去 20~40 克的糖，40 克糖就相当于半碗米饭，这些额外的能量摄入会导致肥胖、糖尿病和高脂血症。

问 喝果汁和吃水果的效果一样吗？

答 吃水果需要咀嚼，胃排空的速度较慢；而果汁是液体，不用咀嚼，在肠道中的吸收速度快，血糖上升也快得多，因此对糖尿病患者而言应当避免喝果汁。对于健康人群来说，要想真正得到水果的好处，还是不要靠果汁机、料理机和破壁机，老老实实咀嚼水果，享受水果的美味和营养吧。

015
烤肉致癌，还能吃吗？

问 烧烤食品，尤其是烧烤肉类，色香浓郁，为许多人所喜爱。但从食品安全的角度来说，在享受美味的同时，还应为健康着想。烧烤食品中含有哪些致癌物呢？

答 烧烤类食品主要含有两种致癌物：苯并芘和亚硝胺。在高温下，肉中的脂肪化作液态滴在炭火上，与肉中的蛋白质结合，会产生苯并芘，肉质越肥，烤得越焦，苯并芘含量就越高，若长期食用，会在体内蓄积从而增加患癌风险。亚硝酸盐本身就是肉类食物中的"常客"，是消化系统癌症的诱因之一。在进行肉类烧烤前一般会进行腌制，若腌制时间过长极易产生亚硝胺。

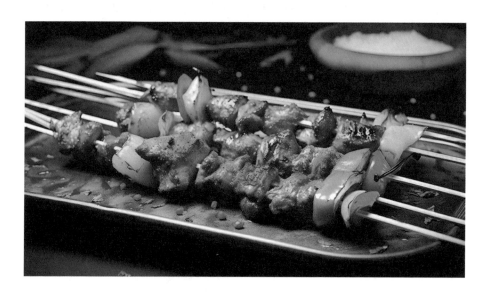

问 烧烤这么美味，我们应该如何平衡利弊？

答 为了健康，应尽可能地减少食用烧烤烟熏食品次数。特别喜爱烧烤的朋友，在限制食用量的同时，可以注意以下三点：第一，烧烤可以搭配新鲜水果、蔬菜一起食用，比如韩式烤肉就是用生的绿叶蔬菜裹着烤肉吃，蔬菜中叶绿素含量越高，消除致癌物突变作用的效果就越好；第二，可以尝试家庭自制烧烤，先用锡纸包裹，再用炭火烧烤，可以避免致癌物质接触食物；第三，严格控制温度，不要过高，避免焦煳，但同时要保证烤制时长，让食物熟透。

016
红薯和紫薯是不是更适合减肥人士当主食吃？

问 减肥人士可以每天用红薯和紫薯来代替其他主食吗？

答 红薯和紫薯营养价值高，还能减肥、预防便秘。虽有诸多好处，但并不代表可以每天吃红薯和紫薯来代替吃其他主食，因为红薯和紫薯中淀粉和膳食纤维含量较高，饱腹感强，但蛋白质、脂肪含量较低，吃太多会导致营养摄入不均衡，所以不宜用薯类完全代替其他主食，应同时摄入谷类、杂豆类食物，每天薯类食物的摄入量不宜超过100克。

问 哪些人群不宜多吃红薯和紫薯？

答 胃肠功能较差者和糖尿病患者不宜多吃红薯和紫薯。红薯和紫薯中非水溶性膳食纤维的含量较高，如果胃肠功能不佳者吃得过多，会加重其胃肠负担。红薯进入胃肠道后消化快、吸收率高、葡萄糖释放快,葡萄糖进入血液后会令血糖峰值增高,紫薯也是如此,因此糖尿病患者需要限制红薯和紫薯的摄入量。饮食需适量,均衡营养才更有利于健康。

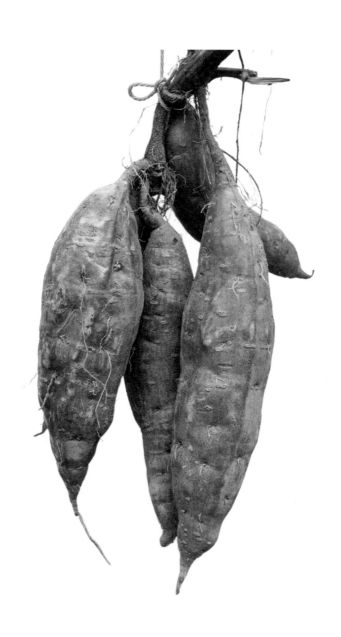

017
将食品放进冰箱冷冻室，可以存放多久？

⑩ 如今几乎每家每户都有冰箱，而大家常常把食物往冷冻室一放，就以为是把食物放进了保险箱，这样真的安全吗？

㡴 家里冰箱冷冻室的温度一般都在 –18℃左右，这个温度只能在一定时间内保留食物的风味、营养成分和新鲜度，但却阻止不了食物营养成分的损失和品质恶化。一些肉制品存放超过 2 个月，其中的脂肪会氧化、变质。

⑩ 食物放进冰箱后多少天就会变质？冰箱里冻了 1 年的肉还能吃吗？

㡴 关于一些生鲜畜肉、禽肉、鱼类及海产品等在冷冻室中到底能保存多久，目前并无确切的答案，因为这类食物取出后仍然是需要烹饪烧熟才能吃的，所以有人认为冷冻时间长一点问题也不大。冷冻的保鲜原理是通过减缓分子运动，让微生物进入休眠期。冷冻状态可以抑制导致食物腐败和食源性疾病的微生物滋生。不过，"冷冻之后能吃"和"冷冻之后好吃"完全是两回事。对于大家非常关心的肉能够冷冻多久，各种说法不一，有的建议最多保存 1 年，也有的说最多 6 个月，所以建议购买时不要买多，尽量缩短冷冻时间。

⑩ 关于冰箱冷冻室存储，有什么好的建议吗？

㡴 买回的肉最好都分顿地切好，不要频繁地解冻肉，否则会让肉的营养流失了，让细菌有机可乘。另外，许多人习惯把冷冻肉制品放在空气中慢慢解冻，这样会导致肉制品表面先解冻的部分微生物滋生，建议用微波炉解冻，或者先将肉放入冷藏室一段时间自然解冻后再取出。

018
为什么不是所有蔬果都适合放冰箱里？

问 所有蔬菜水果都可以用冰箱冷藏以达到保鲜目的吗？

答 不是的。有些蔬菜、水果适合放入冰箱保鲜，而有些就不适合，比如香蕉放冰箱反而更易发黑，西红柿放久了还会生白斑。另外，像大蒜、大葱、韭菜等蔬菜含有含硫化合物，本身也有一定的杀菌作用，没必要放入冰箱保存，只要存放在阴凉干燥处即可。

问 新鲜绿叶菜能在冰箱里存放几天？

答 一般来说，营养丰富的叶菜类在冰箱里储存的时间最好不要超过 3 天。如果蔬果储存时间过长，会发生维生素降解，引起维生素 C、β–胡萝卜素减少，甚至可能使维生素 C 完全消失，同时还会使有害的亚硝酸盐含量升高。

问 蔬菜水果应该怎样"囤"？有没有存放小窍门？

答 食物进冰箱前别清洗。因为蔬果肉蛋表面有自己的一层防菌"保护膜"，将保护膜洗掉后，反而有助于细菌入侵食物，加速食物腐败变质。存放蔬果要把表面水分擦干，放入冰箱内最下面，以零上温度贮藏为宜。如果发现蔬果、鸡蛋等表皮有脏物，可以用布擦拭后，套上保鲜袋再放入冰箱。存放水果、蔬菜时，可以包层牛皮纸。馒头、点心等先装入食品袋再放进冷藏室，袋口请勿系死，因为在密封环境里，厌氧菌会大量繁殖，容易滋生真菌和细菌，导致其变味、变质。这些食物的储存时间不要超过 3 天，最好在一两天内吃完。如果 3 天内吃不完，最好放进冷冻室里储存。生熟食品应分开存放。冰箱内应留有空隙，以利于冷空气对流。

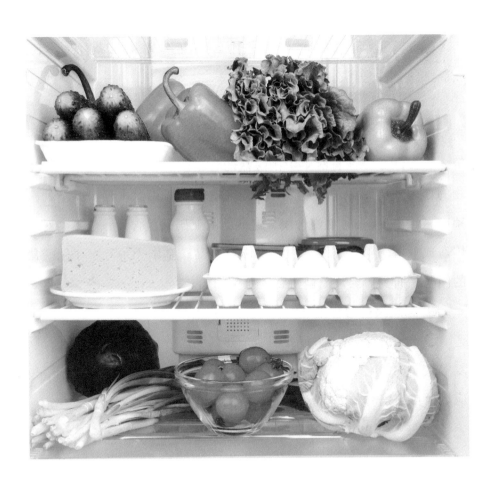

019
剩菜怎样处理？

问 剩菜应如何保存？

答 剩菜是否能吃，要看剩的是什么，剩了多久，储藏条件是什么，重新加热条件是什么。

一般可将剩菜分为蔬菜，以及鱼、肉和豆制品两大类。其中，蔬菜是最不适合剩的，反复加热会使蔬菜中的营养成分（如维生素等）丢失严重，而且蔬菜中硝酸盐的含量较高，储存过程中在微生物的作用下，硝酸盐可逐渐转变为亚硝酸盐。因此，建议剩下的蔬菜应尽量在 24 小时之内食用，这期间的亚硝酸盐含量一般不会对人体造成危害。对于剩下的鱼、肉和豆制品，基本无须考虑亚硝酸盐的问题，而更需要注意微生物的繁殖问题。

问 吃剩菜前怎样处理？

答 食用剩菜时，一定要彻底加热，同时一定不要对剩菜进行反复多次加热，吃多少就热多少。无论哪一类剩菜，如果一餐吃不完，应尽量在出锅时分装好，及时放入冰箱中保存。

020
买回来的水果应当怎样保存？

问 有些水果昨天还好好的，怎么第二天准备吃时就突然坏了？水果买回家之后到底该怎么储存呢？

答 将买回家的水果放入冰箱中保存是最简单的方法，但应注意以下4点：

第一，冷藏的水果先不要清洗，用塑料袋或纸袋装好后再放入冰箱，以防水分蒸发导致果皮皱缩或软化。最好在塑料袋上打数个小孔改善通气，以免水汽聚积促使病菌微生物滋生。

第二，每种水果有其最适合的贮藏温度及有效保存期，贮藏得越久，水果的营养和风味流失得越多，因此买回的水果尽量在一周内吃完。

第三，热带水果（香蕉、菠萝、芒果、木瓜、柠檬等）的贮藏适温高于冰箱温度，这些水果只要贮藏在室内阴凉的地方即可，不宜长时间摆在冰箱中冷藏，否则会使果皮凹陷，易起斑点或褐变等，影响食用质量。

第四，苹果、梨、香蕉、木瓜或腐烂的水果容易产生乙烯，其他水果贮藏时尽量不要与上述种类放在一起，以免加速水果成熟及老化而不耐贮藏。

问 热带水果为什么不宜放进冰箱？

答 热带水果之所以害怕低温，与它们的生长地区和气候有关。

葡萄、苹果、梨等放在冰箱里可以起到保鲜的作用，香蕉、芒果宜在十几摄氏度的温度下保存。菠萝在 6~10℃下保存，不仅果皮会变色，果肉也会呈水浸状。荔枝、龙眼、红毛丹等在 12℃下保存，外果皮颜色会变暗，内果皮则会出现一些像烫伤了一样的斑点。如果一定要放入冰箱，应置于温度较高的蔬果槽中，保存时间最好不要超过 2 天。

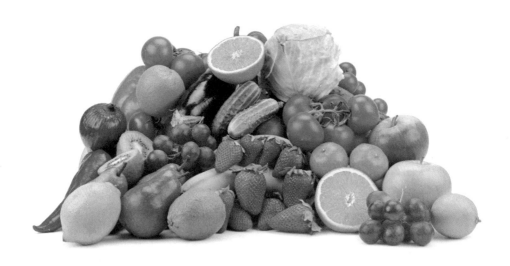

021
四季豆没烧熟吃了会中毒吗?

问 四季豆各地称呼不同,又名扁豆、芸豆等,是人们喜食的蔬菜。但我听说有人吃四季豆中毒了,这是为什么?

答 吃四季豆一般不会中毒,但吃了没有充分加热、熟透的四季豆能使人中毒。四季豆中毒一年四季均可发生,以夏、秋季为多。

四季豆中毒多发生在集体饭堂,主要原因是锅小加工量大,翻炒不均,受热不匀,不易烧透焖熟。有的厨师贪图四季豆颜色好看,没有把四季豆烧熟烧透;有的厨师喜欢把四季豆先放在开水中焯一下然后再用油炒,误认为加热两次就保险了,实际上两次加热都不彻底,最后还是没把毒素破坏掉,吃后引起中毒。

问 四季豆中毒有什么表现?

答 四季豆中毒的潜伏期多为 1 小时左右,一般不超过 5 小时,主要为胃肠炎症状,如恶心、呕吐、腹痛和腹泻等,也有头晕、头痛、胸闷、出冷汗、心慌、胃部烧灼感等症状,病程一般为数小时或 1~2 天,一般程度的中毒可自愈,严重者需就医治疗。

问 如何防范四季豆中毒?

答 预防四季豆中毒最有效的措施是将四季豆烧熟煮透,要加热至四季豆失去原有的生绿色,食用时无豆腥味,不能因贪图色泽或脆嫩的口感而减少烹煮时间。烹调时,要使所有四季豆均匀受热。

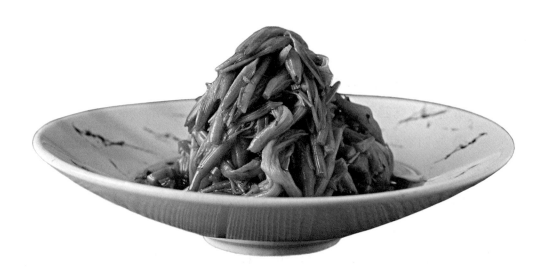

022
为什么鲜黄花菜不能随便吃?

🔘 黄花菜是一种常见的蔬菜,品相好看,口感鲜脆。但是我们吃黄花菜的时候不能一味贪图新鲜和脆爽,因为食用新鲜黄花菜可能引起食物中毒。为什么黄花菜会引起食物中毒呢?

答 新鲜黄花菜的花蕊中含有秋水仙碱，人食用后秋水仙碱在体内会氧化生成有毒的二秋水仙碱，这种物质对胃肠道有强烈的刺激作用，会导致呕吐、腹泻等症状，并侵害中枢神经和心脑血管系统，从而导致神经麻木和内脏器官出血。食用鲜黄花菜后若出现口渴、恶心、呕吐等急性中毒症状，应立即催吐，并送往医院救治。

问 为什么干的黄花菜比鲜的更安全？

答 干黄花菜是由鲜黄花菜经过蒸、煮、晒干制成的，在加工过程中，秋水仙碱已被破坏，一般不会引起中毒，可放心食用。谨慎起见，建议消费者最好食用干黄花菜。

023
哪些发芽蔬菜可以放心吃？

问 土豆发芽会产生毒素，是不是其他食物发芽后也不能吃？

答 其实并不是所有食物发芽后都不能吃。下面几种食物发芽以后并不影响食用：

第一，黄豆。黄豆的营养价值比较高，而黄豆在发芽之后，其中的营养成分更利于人体的吸收与利用，并且发芽黄豆的口感也较未发芽黄豆更细腻一些。

第二，豌豆。豌豆发芽之后，其中所含的胡萝卜素等营养物质会大量增加。发芽之后的豌豆营养价值会相对增高很多，并且豌豆苗的口感更鲜美。

第三，大蒜。大蒜中含有大量的抗氧化物质，具有抗癌、抗衰老等作用，当大蒜发芽变成蒜苗之后，其中的抗氧化物质及维生素等有益物质的含量就会大大增加，比没发芽大蒜的营养价值增加很多。

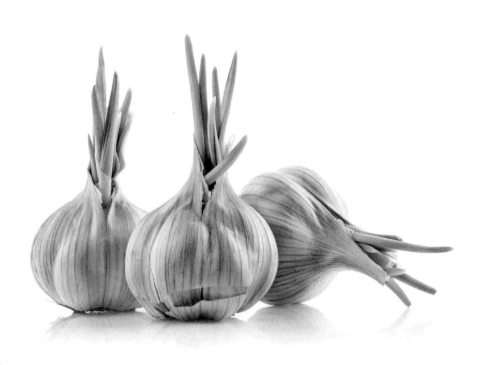

024
怎样吃能够既简单又营养？

🔵 一些体力劳动者每天体力消耗过大，如果不能及时补充营养，会危害身体健康。那怎样才能在吃得营养的同时又省钱呢？

🔵 豆腐炖海带可以说是既便宜又补体力的菜式，准备半块豆腐、

100克海带就行。如果不能经常吃肉的话，可以多吃点豆腐来补充蛋白质，最好同时搭配着海带吃。海带中的矿物质含量高，海带中的碘可以合成甲状腺素，增强人体代谢，恢复体力。豆腐、海带是再普通不过的食品，价钱也是我们老百姓过日子负担得起的。营养与钱无关，白菜、萝卜一样能吃得健健康康，关键就是能否选对食材，只要选择适合自己的食品就能吃出健康！

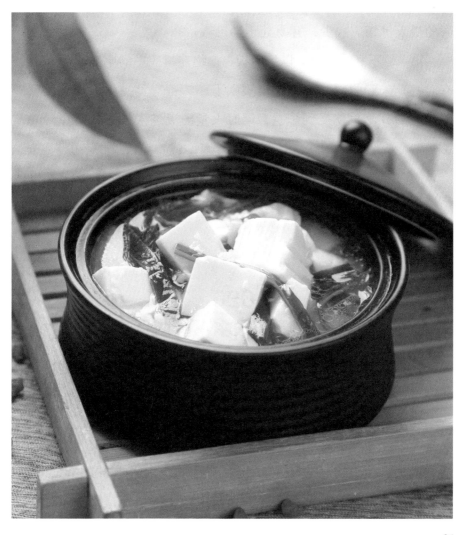

025
汤泡饭为什么不好?

问 汤泡饭为什么不好?

答 第一,会减少饭量。饭用汤泡过后容量增加,以汤涨饱,每餐的摄入量相应减少,容易处于半饥饿状态。

第二,不利于消化。以汤泡饭,食物在口腔中的咀嚼机会减少,有时甚至未经咀嚼,食物即已被咽下,味蕾对食物尚未产生反应,消化液的分泌也就受到影响,同时大量汤液进入胃部会稀释胃酸,影响消化吸收,久而久之,即使吃得饱,营养却没吸收多少。

第三,加重胃肠负担。咀嚼是食物消化过程的第一步,然而以汤泡饭,囫囵吞下,增加了胃的负担,经常出现的胃痛与此不无关系。

026
隔夜水、千滚水不能喝吗?

问 隔夜水、千滚水不能喝吗?

答 这些水其实都是白开水,有的是存放时间长,有的是经过了反复煮沸。久存、久沸的确可以让水里的部分硝酸盐转变为亚硝酸盐,但水里的硝酸盐本身含量很低,能转化为亚硝酸盐的就更少。

万物皆有毒,关键在剂量。在我国,居民常见的亚硝酸盐中毒事件是将亚硝酸盐误当成食盐造成的。亚硝酸盐中毒一般需要摄入200毫克以上。我国《生活饮用水卫生标准》里的硝酸盐限量是10毫克/升，一些实验表明即使是反复煮沸或蒸锅水每升也只有100多微克的亚硝酸盐。

027
用微波炉加热食品有优点吗？

问 微波炉加热食品好处多吗？

答 微波是通过让食物中的水分子震荡摩擦产热的，它并不改变食物的成分，更不会产生致癌物，在食物中也不会残留微波辐射。与煎炸、烧烤等烹饪方式相比，微波加热时间短、效率高，不但可以避免食物温度过高产生杂环胺、苯并芘等致癌物，还可以更好地保留食品的营养成分和色香味。

微波加热的食物易受热不均匀，用微波炉热饭要保证一定的时长，这样才能彻底热透食物，杀灭细菌。带壳鸡蛋、金属餐具都不能用微波加热，对于使用的塑料或玻璃容器也一定要看清是否有"可微波加热"的标志。

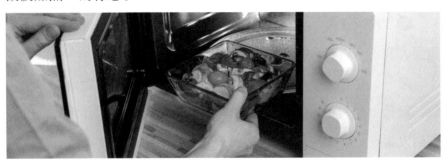

028
一日三餐怎样吃才有益于保持健康体重？

问 "早吃好，午吃饱，晚吃少"是否正确？

答 我国居民的饮食习惯通常是一日三餐。

早餐宜清淡。在起床活动30分钟后进餐最为适宜，应以谷类食物为主，比如馒头、面包、豆包等，还应搭配富含蛋白质的食物，牛奶、豆浆、鸡蛋等是很好的选择，粥和小菜也很不错，一定要少盐、少油、少糖、营养丰富。

午餐宜丰富。午餐是一日中重要的一餐，既要补充上午的能量消耗，又要为下午提供必需的能量，因此要注意荤素及多品种的合理搭配，保证各种营养素的合理补充。主食可选米饭、馒头、大饼、玉米面发糕等米面制品，副食宜选肉、禽、蛋、鱼类和蔬菜水果等。

晚餐易消化。晚餐最好吃一些易于消化、能量不高的食物，选择富含膳食纤维的食物，多吃蔬菜，适当吃些米饭、馒头和粗粮等。主食与副食的量都可适当减少，以便到睡觉时正好是空腹状态。

问 不吃早餐，营养可以从午餐和晚餐中得到补充吗？

答 当然不行。早餐对于保持一整天的工作精力与健康状态非常重要，我们来看看为什么要吃早餐：

第一，经过一个夜晚，胃内没有了可供消化的食物会让人感到饥肠辘辘，但胃酸却还在分泌，如果不吃早餐，可能会因胃酸过多而引发胃炎、胃溃疡等疾病。

第二，如果没有吃早餐，导致碳水化合物摄入不足，大脑无法获得充足的能量供应会造成精力无法集中、反应迟钝，降低工作效率。

第三，长期不吃早餐容易引发多种慢性疾病，比如胃结肠反射作用失调引起的便秘，甚至引发甲状腺功能亢进，影响身体健康。

029
打工人如何"拯救"早餐计划？

⊙ **早餐怎样吃才能一个上午都元气满满？**

⊛ 吃早餐可以遵守以下原则：

第一，主食必须有。早餐必须要有主食，可以提供足够的热量，让人一个上午都精力充沛、头脑清晰、反应灵敏。

第二，蛋白质不能少。奶类、蛋类、肉类、豆类至少应该有一种，这些食物体积小、营养高，蛋白质含量丰富，能够补充身体一晚消耗的能量，而且还能提高上午的工作效率。

第三，蔬果别忘记。早餐食用的蔬果最好少量多样，不同蔬果轮换食用，这样不仅营养丰富，也能保证食物的多样性，有益身体健康。

第四，豆浆、牛奶作用大。两者除了能补充蛋白质，还能补充水分。

最后，模拟一个"100分"早餐：红薯1个+肉包/菜包1个+鸡蛋1个+豆浆1杯+蔬菜沙拉1碟+苹果1个+坚果1把。

问 在早餐食物的选择上，大家容易犯什么错误？

答 第一，为了减肥早餐仅吃水果。这种早餐既缺乏供给大脑能量的碳水化合物，又缺乏能使人保持旺盛精力的蛋白质，不但影响工作效率，时间久了还会引起多种营养素的缺乏，是不可取的。

第二，将"油条／油饼＋豆浆"作为早餐。油条／油饼在高温油炸过程中，营养素被破坏，并产生致癌物质，油脂偏高、热量高，早上进食不易消化，不宜长期食用。

第三，剩饭剩菜当早餐。隔夜的剩饭剩菜，特别是蔬菜会产生亚硝酸盐，吃后会对人体健康产生危害。

第四，用"牛奶加鸡蛋"代替主食。牛奶和鸡蛋的搭配，蛋白质、脂肪的摄入量是够的，但不能给身体提供足够的碳水化合物，人在进食后很快会感到饥饿，对肠胃有一定的影响，并会间接影响工作效率。

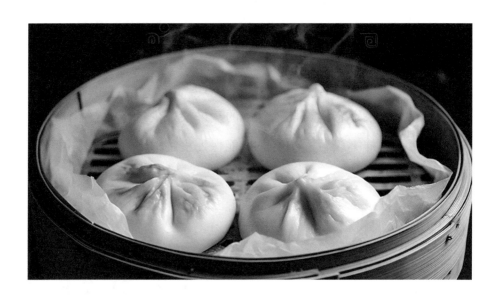

030
水果在什么时候吃比较好？

（问）**水果应该饭前吃，还是饭后吃？**

（答）对于普通人来说，吃水果不需要讲究时间，可以把水果放在一天中的任何适合吃东西的时候吃。餐前吃水果可防止摄入过多热量，对控制体重、预防肥胖有一定的作用。餐后吃水果只要不过量，不会增加胃肠负担，除非正餐已经吃得很撑了，还要吃大量水果，那造成胃肠负担的就不仅仅是水果了。

（问）**听说有些水果是不能空腹吃的，对不对？**

（答）是的，比如荔枝就不宜空腹食用。荔枝内含有一种叫次甘氨酸 A 的物质，有降低血糖的作用。因此，空腹大量食用荔枝容易出现头晕、恶心、乏力、心慌等低血糖症状。一旦发生"荔枝病"，只要停止食用荔枝，并服用糖水就能有效缓解症状。柿子也不宜空腹吃。

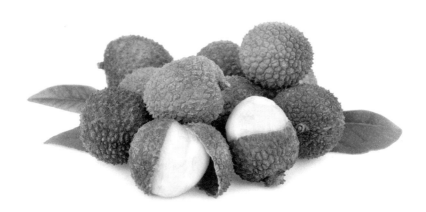

还有，睡前半小时不宜吃水果。无论是什么品种，睡前吃水果都会造成胃肠负担。如果一定要吃，则量必须少，并且由于水果含有有机酸，容易腐蚀牙齿，造成龋齿，所以食用后要注意刷牙。

031
为什么人们总说"晨起一杯水"？

问 早上起床究竟要不要喝水呢？

答 人在夜间睡眠状态下，呼吸、排汗等生理活动会消耗很多水分，体内会因缺水而导致血液黏稠度增高。不管起床后有没有口渴的感觉，喝水都可以降低血液黏稠度，增加循环血量。同时，由于水在胃里的停留时间很短，而胃酸通常比较稳定，不会轻易被稀释，早上起床后适量喝水不会影响早餐的消化吸收。

问 早起应该喝淡盐水、蜂蜜水还是温白开水？

答 早起喝盐水，会继续加重身体的缺水状态，而且我国居民盐分摄入普遍超标，因此不建议喝淡盐水。蜂蜜水润肠通便，这是对于"果糖不耐受"的人特有的效果。肠道吸收果糖较慢，为了平衡肠道渗透压，大量水分进入肠腔，大便体积变大然后一哄而出。每100克蜂蜜含75.6克糖类、22克水，以及321千卡（1千卡＝4.185851千焦）的热量，需慢跑40多分钟才能消耗。对于没有果糖不耐受情况的人群，蜂蜜是一种典型的高热量、低营养价值食物。

所以，早上起来喝一杯温白开水就挺好的，不用太多，200毫升就可以。

032
如何"补铁补血"？

问 贫血应该如何补铁补血呢？

答 提起补铁、补血，可能大多数人首先想到的食物是红枣、桂圆，它们常常被当作补血的佳品来改善贫血。但事实上，红枣的补血效果还不如动物肝脏、动物血，也不如猪、牛、羊、马等动物的瘦肉，这是因为动物肝脏、动物血及瘦肉等含铁较多且提供的是血红素铁，容易被人体吸收，并且其生物利用率也比较高，而红枣的含铁量虽然不低，但提供的是非血红素铁，人体不能直接吸收，必须在胃酸、维生素 C、有机酸等物质的作用下才能吸收。

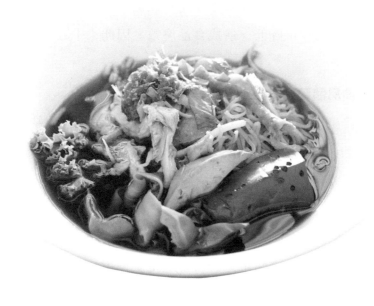

问 补铁补血的食物有哪些？

答 如果想要达到补铁补血的目的，应选择动物肝脏、动物血及瘦肉。另外，也可以选择食用大豆及蛋类来补充铁，交替食用这些食物以增加体内铁含量。值得注意的是，在补充铁的同时，不要忽视对其他营养素的补充，否则很难达到防治贫血的效果。对于已经发生贫血的患者，建议在医生的指导下补充铁剂。

033
"食以安为先"要注意哪几点？

问 冰箱是食物保险箱吗？

答 家用冰箱的冷藏室温度一般为 4~6℃，可以减缓细菌生长繁殖速度，但细菌仍然会缓慢生长，因此冰箱内储存时间较长的食品最好彻底加热后再吃。如果冰箱塞得太满，里面的冷空气就无法正常循环，冷藏效果降低，造成食品腐败。因此，千万不能认为冰箱就是保险箱。

问 食品储藏的安全温度是多少？

答 冷藏食物必须在 5℃以下，熟食在食用前必须保持在 60℃以上。当温度保持在 5℃以下或 60℃以上时，微生物的生长繁殖速度会减慢或停止，可有效防止食物腐败变质。而 5~60℃是食物储藏的危险区。

熟食在室温下存放，尤其是天气炎热的夏季，不要超过 2 小时；即使在冰箱中储存时间也不宜过久。再次食用前一定要加热，保证食物中心温度达到 70℃以上，并维持 1 分钟以上，并应依据食物块的大小、传热性质及初始温度确定足够的加热时间，以达到充分杀菌的目的。

034
减肥人士如何吃水果？

问 **水果餐是否可以减肥，是否营养又健康呢？**

答 水果含水量较高，通常会达到 90% 左右，这就意味着它的体积大而能量相对于同等体积的其他食物较低。同时，水果的脂肪含量一般也很低，通常在 1% 以下，甚至有的仅为 0.2% 左右。绝大多数水果的主要能量来源是糖分，只有榴莲、牛油果和香蕉所含能量较高，接近于熟的白米饭。大部分水果的糖含量也不算很高，只有葡萄、枣、香蕉等的含量高一些，但也要比大米、白面、饼干和蛋糕低。因此，用水果来替代诱人的饼干甜点，甚至替代一部分米饭、馒头，是有利于减肥的。同时，水果还富含维生素和植物化学物质，这些营养成分对脂肪肝、高血压、冠心病的预防也有好处。

虽然水果的能量不高，但是如果食用过量，最后吃进去的能量也非常可观。1 个 10 斤（5 千克）的薄皮西瓜大约相当于 4 碗米饭。对大部分女性来说，一餐吃掉两碗米饭不容易，但在餐后一边看电视一边吃掉半个西瓜并不困难。因此，如果正常吃三餐食物，再吃大量水果，那只能增肥，而不可能减肥。如果采用不吃其他三餐食物，只将水果作为唯一的食物，比如"三日苹果餐"的吃法，即便不限量，也会大大降低能量摄入，的确能够控制体重，达到减肥的效果。但是，由于水果中蛋白质含量较低，因此这时的体重降低还包括体内蛋白质分解和水分排出带来的体重下降，这是不利于身体健康的。

问 对于减肥人士的水果摄入有什么好建议吗？

答 要利用水果来帮助减肥，比较合理的方式是餐前先吃些水果，增加饱腹感，从而控制食量，同时应减少正餐主食，还应搭配富含蛋白质的食物。

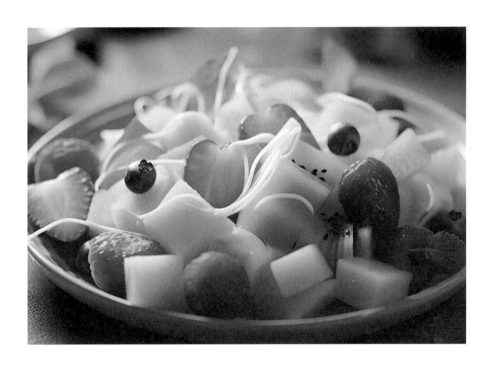

035
为什么蔬菜生吃、熟吃大不同？

问 **蔬菜应该生吃还是熟吃？**

答 蔬菜生吃还是熟吃的问题，应该从两个方面来考虑：一方面是安全，另一方面是营养。我们吃的蔬菜经历了种植、生长、收获、运输、销售、清洗等过程，每个阶段都有可能产生食品安全问题。对于普通人来说，主要参与的是清洗、加工、烹调这几步。如果把好了这几关，能保证食品安全，那么生吃、熟吃都可以。

在保证安全的前提下，就应该关注营养了。研究表明，在吃蔬菜的问题上，关键不仅在于吃多少，还在于怎样吃，因为它关系到有多少植物化学物质、维生素及其他营养成分能够被人体吸收。生吃蔬菜有利于摄入更多维生素C、叶酸等怕热的营养素，但蔬菜中还含有胡萝卜素、维生素K、钾、镁、膳食纤维、番茄红素等遇热后比较稳定的营养素，如果生吃富含这类营养素的蔬菜，反而妨碍营养素的充分吸收。另外，西红柿加工制品中的番茄红素含量要高于新鲜西红柿。多吃炒熟的绿叶菜，才能让维生素K发挥健康作用。

问 **蔬菜熟吃的好处是不是比我们想象的会更多？**

答 生吃、熟吃得到的营养素多少要看实际吃进去的蔬菜量。如果一顿饭吃500克生蔬菜，一般人不一定能吃得下去。但是，把500克生蔬菜做熟的话，体积就小了很多，多数人都能吃下去。去除烹调过程中营养素的损失，吃500克熟的蔬菜要比吃250克生的蔬菜实际吃进去的营养素多。

另外，生吃蔬菜对肠胃刺激较大，肠胃不好的人可能发生腹泻、腹胀。还有一些蔬菜中含有天然的毒素或者抗营养成分，经过烹饪可以大大降低，最典型的例子是各种豆角。

036
可以喝热酸奶吗？

🅠 很多人说酸奶不能加热喝，加热后酸奶中最有价值的乳酸菌被杀死，营养价值和保健功能都会降低。那么冬天喝牛奶或酸奶可以加热吗？

🅐 可以的。其实只把酸奶加热到微温，就不会杀死酸奶中的乳酸菌，反而会增强乳酸菌的活性，其特有的保健作用会更大。可以把酸奶连同包装放入 45℃左右的温水中缓慢加温，随着加温晃动，感觉其温和了，就可以拿出来饮用。在寒冷的冬天喝一杯温的酸奶，口感肯定会更好一些。

🅠 如何在家中自制风味酸奶？

🅐 原味酸奶太酸，很多人不想吃。我们可以在家自制风味酸奶，根据自己的喜好在酸奶中添加蔬菜泥、果泥、果粒、五谷杂粮粉等，既能改善酸奶的口感，也能丰富食物种类。也可以用酸奶做水果捞、酸奶奶昔等，这样做既好吃又健康。还可用来作酸奶蘸酱。

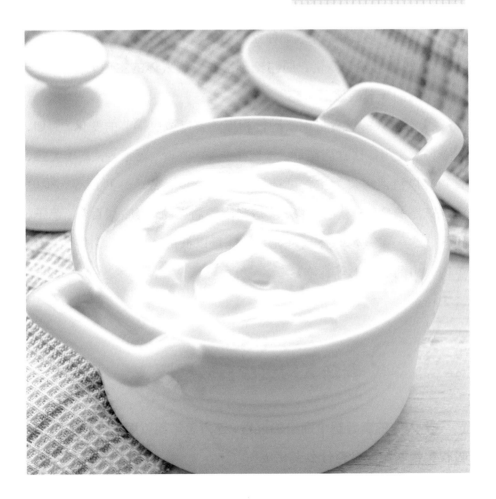

037
老年人应该怎样吃？

问 **老年人的三餐应该怎样搭配？**

答 老年人的日常用餐时间应相对固定，膳食应保证食物多样化，每天应至少摄入 12 种食物。老年人的早餐宜有 1~2 种主食、1 个鸡蛋、1 杯奶，另有蔬菜或水果。中餐和晚餐宜有 2 种以上的主食，

1~2 个荤菜，1~2 种蔬菜，1 种豆制品。

🅠 四季气候的变化，时时刻刻都在影响人体的生理节律。老年人在不同的季节应该怎样吃？

🅐 老年人的饮食搭配要进行相应调整以适应季节的变化。例如，春季阳气上升，饮食应温和，可选择韭菜、香椿、菠菜等；夏季炎热，食物应以清淡爽口为主，可选择绿豆、黄瓜、苦瓜、西瓜等，少吃辛辣味厚的食物；秋高气爽，应适当吃些润燥的食物，如百合、莲子、银耳、梨等；冬季寒冷，要补充足够能量以抵御寒冷，可多吃些牛肉、羊肉、山药、萝卜等食物。

038
老年人应该少食多餐吗？

🅠 人体的衰老是个渐进的过程，进入老年期以后对食物的消化、吸收和代谢功能会有什么变化呢？

🅐 人对血糖浓度变化的反应速度会随着年龄的增加而变慢，胰岛素的分泌量随着年龄的增加而减少。老年人对血糖的调节不像年轻人那样迅速、准确，餐后会出现血糖异常增高，特别是在饱餐后，长期血糖异常增高，最终会导致糖尿病。

🅠 对于老年人的饮食有什么建议吗？

🅐 老年人对饥和饱的感觉都比较迟钝，所以建议成年人正餐吃八分饱，老年人吃七分饱或六分饱就足矣。老年人可以少食多餐，将一日三餐的饮食习惯改为一日三餐二点，或一日三餐三点，即在总量不变的情况下，正餐之间加一次点心，减少每餐食量，让餐后血糖浓度升高的幅度减小，不但能减轻胰腺的负担，有利于血糖的稳定，也不会导致餐后过饱，更有利于健康。

问 **正餐间的加餐应该吃些什么呢？**

答 新鲜水果，鲜奶或酸奶，蛋白质含量高的坚果类（如杏仁、开心果、腰果等），全麦粉制作的低糖、低油点心，蒸煮的红薯、土豆、芋头等，都是加餐的最佳选择。偶尔也可以少量地吃些瓜子、花生、核桃，以及奶酪、巧克力，增加食物的多样性。不适合用作加餐的食物主要是纯能量食物，如糖含量高的点心、油炸食品、干果等。干果虽然是水果制品，但经过干制后，含水量很低，含糖量很高，也不适合老年人食用。

因此，与正餐间隔 2 小时左右，加一杯牛奶或一份水果，再配 4~5 颗杏仁、腰果，就是一次完美的加餐。

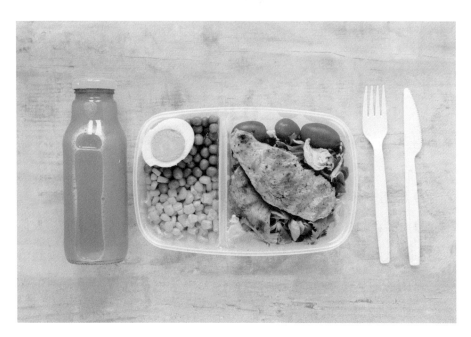

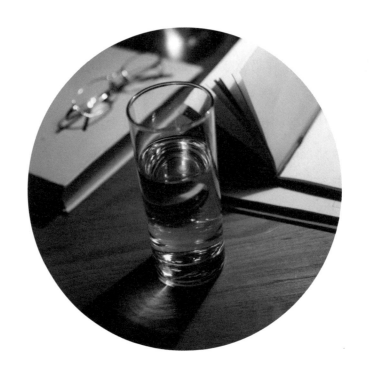

039
睡前一杯水，可以防心肌梗死吗？

问 睡前一杯水，可以防心肌梗死吗？

答 适当喝水，能减少心血管疾病的发生。相关研究显示，人体平均一晚上要排出450毫升水，而血液最黏稠的时间段是半夜到清晨，因为此时人大多处在睡眠状态，无法饮水，但却无时无刻不在丢失水分，呼吸、出汗、形成尿液等都会消耗水分，特别是在炎热的夏天。

老年人如果整夜不喝水，血液黏稠度会增加，易导致血栓形成，诱发心脑血管疾病，如心绞痛、心肌梗死、脑血栓等。如果睡觉前及起夜时适当喝水，稀释血液浓度，就能减少心脑血管疾病的发生。

需要提醒的是，睡前喝水也不要太多，半杯就行，否则会造成频繁起夜，影响睡眠。也可在白天少量多次喝水，每次 100 毫升，以保持体内水分充足，晚上就不用喝太多水了。

040
宝宝出生几天后就可以补充维生素 D 了吗？

问 宝宝出生后数天需开始补充维生素 D 和钙吗？

答 婴幼儿如果缺乏维生素 D 和钙，易引起佝偻病的发生。母乳喂养能满足婴儿骨骼生长对钙的需求，但是维生素 D 含量低。阳光照射会促进皮肤中维生素 D 的合成，这需要阳光充裕，皮肤暴露范围足够，阳光照射时间充足，受到居住地纬度、当地季节、环境污染程度等条件影响。不过，婴儿皮肤娇嫩，过早接受日光照射可能会对婴儿皮肤造成损伤。《中国婴幼儿喂养指南》给出的建议是宝宝出生后数天开始补充维生素 D，不需要补钙。

问 新生宝宝如何正确补充维生素 D？补充量是多少？

答 配方奶粉喂养的宝宝通过吃合乎国家标准的配方食品，能获得足量的维生素 D，不需要再额外补充。每天 10 微克的维生素 D 可满足新生宝宝在完全不接触日光照射情况下的维生素 D 需要。

041
孕妇如何吃水果？为什么"会吃"胜过"多吃"？

问 经常会听到孕妇一定要多吃水果的言论，说这样生出的宝宝皮肤好，多吃葡萄孩子眼睛漂亮，多吃猕猴桃孩子聪明，真的是这样吗？

答 事实上，宝宝的皮肤不会因为孕期多吃了水果就能变白，更大程度上受遗传因素的影响。水果中主要含水分，约占90%，含有一定量的碳水化合物、无机盐和维生素。准妈妈适当吃些水果，可以减轻早孕反应，促进食欲，对胎儿的健康成长有好处。

不过，孕期过量吃水果是有隐患的。一方面，水果的营养成分不够全面，其蛋白质含量微乎其微，矿物质含量不如根茎绿叶类蔬菜，长期将水果作为主要的食物来源会产生不少弊病，如贫血、缺钙等。另一方面，水果中含有大量的果糖、葡萄糖、蔗糖等，这些糖类很容易消化吸收，如果消耗不掉，极易转化成中性脂肪，引起体重迅速增加。近年来临床观察发现，孕妇过量食用水果，有诱发妊娠期糖尿病的可能。

问 孕妇每天应该吃多少水果？标准是什么？

答 孕期吃适量水果即可，根据《中国居民膳食指南》的建议，孕妇每天吃水果的建议量是200~400克，相当于两个拳头大的水果，可以作为上午或者下午的加餐。

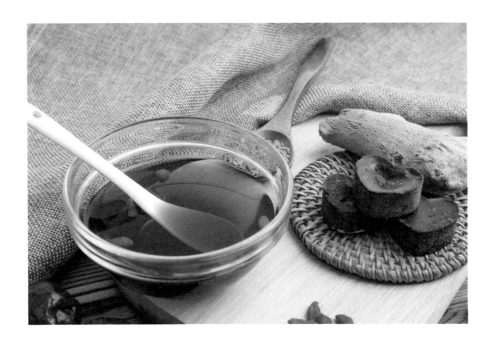

042
产后喝红糖水是有用的还是多余的？

🈲 月子里有那么多产妇喝红糖水，红糖水真有那么神奇？

🈶 有些家庭给产后妈妈几乎顿顿都吃红糖，红糖鸡蛋汤、红糖小米粥成了产后饮食标配。每百克红糖中含157毫克钙，2.2毫克铁，均为白糖的3倍以上。从中医学角度来说，红糖性温，有益气活血化瘀的作用。产后适量喝些红糖水，不但可以补铁，还有利尿、促进恶露排出、促进子宫恢复等功效。但是，如果食用红糖过量，会使子宫收缩增强，不利于伤口的修复，特别是容易造成失血，从而引起贫血。

问 产后喝多少红糖水比较好？还有什么食物推荐？

答 产妇食用红糖不要过频过量，每天最好不要超过 20 克，服用时间一般以 7~10 天为宜。此外，红糖是粗制糖，杂质比较多，最好在饮用前煮沸，过滤，除去杂质，以免引起消化道疾病。

另外，建议产妇不要局限于某一种补血食材，红枣、猪肝、瘦肉、阿胶等都有一定的补血功效，不仅营养好，而且更安全，都可以替代红糖。如果让产妇在坐月子的时候刻意多吃红糖，容易导致产妇过多地摄入糖分和能量。

对于曾患妊娠期糖尿病的产妇，最好不要在产后食用红糖，以免造成产后血糖过高。可以服用一些生化汤或者山楂水。对于剖宫产术后的妈妈，红糖水不宜喝得过早，应该等到排气后再少量服用，以免引起胀气。

043
坐月子可以多吃鸡蛋吗？

问 鸡蛋作为营养品之一，恐怕是新妈妈吃得最多的东西了，如红糖鸡蛋挂面、酒酿鸡蛋汤等。大家都认为鸡蛋营养丰富，多吃可以帮助身体恢复，但是鸡蛋吃这么多真的好吗？

答 之前有过产妇产后大量吃鸡蛋导致"蛋白质中毒综合征"的新闻报道，这是因为产妇胃肠消化、吸收功能在产后是减弱的，如果这时大量进食鸡蛋等高蛋白食物，大量蛋白质堆积在胃肠道内，会异常发酵腐败，分解并产生大量的氨，血氨过高会导致头晕、昏迷。

同时，未完全消化吸收的蛋白质会分解并产生大量有害毒素，对人体的毒害作用极大，表现为腹部胀闷、恶心、四肢疲乏无力等症状，严重者则出现病情加重、休克昏迷。

此外，蛋黄中含有较多的脂肪和胆固醇，每个鸡蛋中的胆固醇含量约为 300 毫克，一般成人一天吃 1~2 个鸡蛋即可。过多地食用鸡蛋而忽略其他营养素的摄入，可引起消化功能紊乱和其他身体生理功能失调。

所以，产妇每天以吃 1~2 个鸡蛋为宜，还应食用其他易消化且营养丰富的食品，如米饭、面条、肉类、鱼、蔬菜水果等，这样既可以保证营养的供给，又可以调节产妇的食欲。

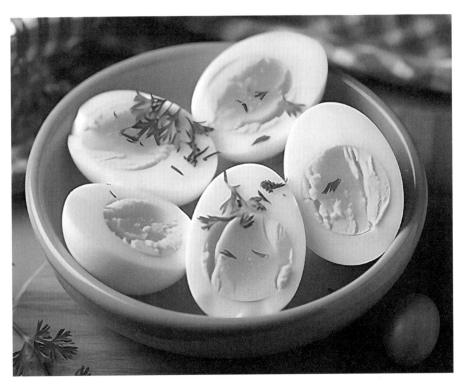

044
为什么说儿童饮食与成人饮食大不同？

问 为什么相对于成人来说，孩子吃的谷类食物要少些？

答 谷类食物包括米、面、杂粮及其制品，是我国传统膳食的主体。谷类食物不仅可提供丰富的碳水化合物，而且还是 B 族维生素、矿物质、膳食纤维的重要食物来源。《中国居民膳食指南》推荐成年人每日谷薯类摄入量为 250~400 克，而 2~3 岁儿童每日谷薯类摄入量为 75~125 克，4~5 岁儿童为 100~150 克，明显少于成年人推荐入量；但是，鱼、禽、肉、蛋类成人每日推荐摄入量为 120~225 克，2~5 岁儿童为每日 100~125 克，儿童推荐摄入量与成人相差并不多；奶制品成人的每日推荐摄入量为 300 克，2~5 岁儿童为 350~500 克，儿童推荐摄入量反而明显高于成人。

正是因为儿童处于快速生长发育时期，相较于成年人需要更多的优质蛋白质来满足长高、长壮的需要，而谷类食品能提供的优质蛋白质较少，故孩子要相对少吃些谷类食物，含优质蛋白质更多的鱼、禽、肉、蛋和奶类相对要吃得多些。

问 孩子可以喝茶和咖啡吗？

答 孩子可以适量饮用，但由于量不好掌握，因此不建议喝。茶和咖啡中含有对人体有益的物质，许多活性成分具有抗菌、抗感染、抗氧化等功效，但是茶和咖啡中所含的咖啡因可能有害健康。对于孩子能否喝茶和咖啡的核心考量就是茶碱和咖啡因的摄入量问题。

2018年，科信食品与营养信息交流中心等5家机构联合发布的《咖啡与健康的相关科学共识》中指出，目前没有证据表明咖啡致癌，健康成年人每天摄入210~400毫克咖啡因（相当于3~5杯咖啡）是适宜的，但儿童和青少年应当控制咖啡因（不超过100毫克）摄入。美国儿科学会的建议是儿童和青少年不喝咖啡。因此，家长如果不好控制咖啡因的摄入量，最好不给孩子喝茶和咖啡。

045
血糖高只能和水果说再见了吗？

🔲 水果中的碳水化合物主要是果糖、葡萄糖和蔗糖，其糖分属于简单糖，易被人体吸收，容易影响血糖。血糖高的人真的从此就告别水果了吗？

🅰 糖尿病患者怎么吃水果、吃什么水果、吃多少量都是影响血糖稳定的关键。糖尿病患者吃水果要遵循3个原则：

第一，血糖控制平稳。以空腹血糖 < 7.0毫摩尔/升，餐后2小时血糖 < 10.0毫摩尔/升，糖化血红蛋白 < 7.8%为血糖控制平稳的标准。选择含糖量较低、血糖生成指数小的水果，如柚子、猕猴桃、青枣、火龙果、苹果、草莓、李子、柠檬、阳桃、樱桃等。

第二，在两餐之间吃。由于水果中的糖以葡萄糖、果糖和蔗糖为主，因此不宜和正餐同时吃，建议安排在两餐之间作为加餐食用，在距离前后两餐2小时，且饥饿感不明显的时候吃。

第三，扣除相应主食。要将水果的能量计入全天的总能量，按

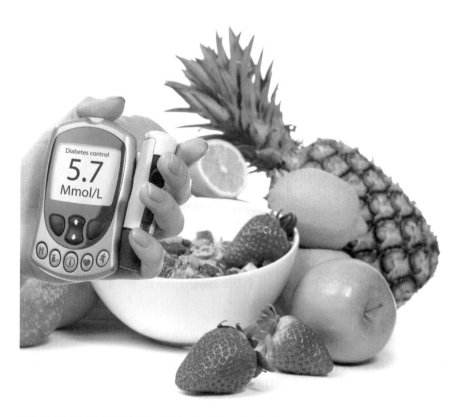

照能量相等的原则扣除相应数量的主食，比如计划上午9点吃200克苹果就扣除早餐计划吃的35克馒头或烧饼，这样既能满足能量摄入要求，又有多样化的食物营养供应。

问 哪些食物能辅助降糖？

答 苦瓜、菠菜含有类胰岛素成分，有较明显控制血糖的作用，西红柿、海带能促进肠蠕动，减缓糖分吸收。无论是荞麦、大蒜，还是牛蒡、南瓜，这些有降糖功能的食物虽然对于糖尿病患者有一定好处，但是不能用这些食物完全代替药物来进行血糖控制和治疗，可以在医师的指导下适当增加这类食物的摄入，但千万不能喧宾夺主。

046
不能吃甜食，可以随意吃无糖食品吗？

问 我们说的无糖食品是什么？

答 无糖食品是指不加入蔗糖和来自淀粉水解物的糖，如葡萄糖、果糖、麦芽糖、果葡糖浆等的甜味食品，但是可以含有糖的替代物。无糖食品中所使用的糖醇或低聚糖等甜味剂品种不易被人体吸收，它们有糖的甜味，却没有糖的能量，因其不升高血糖而被广泛应用于糖尿病专用食品和防蛀牙、防肥胖等食品中。

问 贴上了"无糖"的标签，糖尿病患者就真的可以肆无忌惮地放开吃了吗？

答 糖尿病患者不能随意吃无糖食品，无糖食品也会影响血糖。大部分的无糖食品在加工时虽然不额外添加蔗糖、葡萄糖、果糖等，但是其加工所用的食物原料是淀粉、淀粉水解物或糊精等。这些在体内经过分解会产生葡萄糖，对血糖的影响不小。

糖尿病患者注意不要被假的无糖食品欺骗。有的无糖食品只是不添加蔗糖，但是却添加了白砂糖或麦芽糖，有的甚至用糖精代替蔗糖，以此蒙蔽消费者。这样的"无糖食品"都不是真正的"无糖"，选购时切记要看清楚配料表。

047
缺铁性贫血患者如何安排饮食？

问 缺铁性贫血患者应该如何选择食物？

答 多吃铁、维生素 C 和蛋白质含量丰富的食物，可使贫血发病率降低。富含铁的食物来源分动物性食物和植物性食物两类，动物性食物有动物内脏、动物血、瘦肉、蛋黄、鱼类、牛肉等；植物性食物有海带、油菜、苋菜、胡萝卜、菠菜、黄豆、黑木耳等。

维生素 C 可促进铁的吸收，所以在食用富含铁的食物的同时，最好搭配一些富含维生素 C 的食物，如杏、枣、草莓、樱桃、桑椹、橙子、猕猴桃等。

需要注意的是，有些食物会抑制铁的吸收，比如大蒜中有很多挥发性物质，能降低胃酸的分泌，影响铁的吸收；咖啡里的多酚与铁结合影响铁的吸收；浓茶里的鞣酸会和铁结合形成不易溶解的鞣酸铁。安排饮食时应注意避开这些食物。

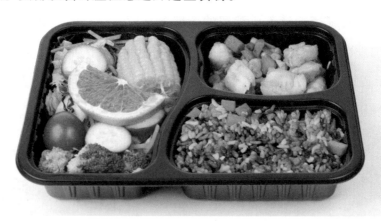

048
中国人，肉吃多了吗？

问 有文章提到我国肉类消费过多对资源环境造成不利影响，如何看待这一观点？

答 文中提到我国消费了世界 28% 的肉类，造成大量温室气体排放，对资源环境造成不利影响。这一观点回避了一个重要事实，那就是中国是一个拥有 14 亿人口的国家，我们的人均肉类消费数量为 63 千克，位居全球 63 位，远低于美国等西方发达国家。

整体来看，我国还是以植物性食物为主的膳食模式。最新营养监测数据表明，我国居民摄入的动物蛋白占总蛋白的 35% 左右，农村居民更低，只有 31%。对任何国家食物消费资源环境的评价，要基于每个公民的营养健康，以牺牲营养健康为代价、过于追求资源环境友好不符合可持续食物系统发展理念。

在 2022 年 9 月联合国粮食系统峰会上，我国的立场是把人民健康摆在首位，以满足人民对美好生活的向往为奋斗目标，持续推动粮食与农业系统转型升级，构建更加健康、更加公平、更可持续的粮食系统。

问 从营养层面看，中国人的肉类消费过量了吗？

答 动物产品是优质蛋白质的重要来源，是居民营养健康重要的物质基础。肉类消费是否过量，需从整体动物产品消费情况进行评价。在过去几十年里，我国奶类和水产品消费增长缓慢，肉类消费

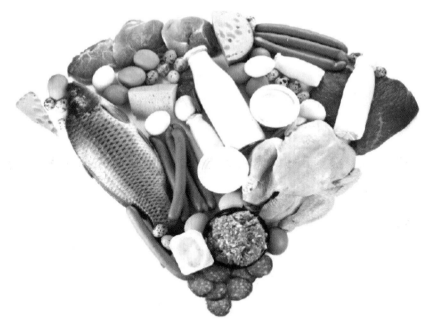

持续增长，很好地保障了国民优质蛋白质需求。

《中国食物与营养发展纲要（2014—2020年）》提出了优质蛋白质占比45%这个目标，现在仍未实现，动物产品消费仍有增长的空间。从结构上，对标《中国居民膳食指南》推荐标准，我国肉类消费占比较大，奶类和水产品消费水平还很低，奶类消费量不到营养推荐量的1/3，水产品不到1/2，这些都是未来重点扩大消费数量的产品。

问 **从人均层面来看，我国肉类消费对环境的影响处于什么水平？**

答 肉类消费对环境的影响有很多评价指标，以碳足迹为例，每千克猪肉的碳足迹为4.2千克二氧化碳当量，禽肉为3.4，牛肉高达21.4千克，羊肉也在10千克以上，我国肉类消费以猪肉、禽肉为主，两者合计占总消费量80%以上，而对环境影响较大的牛肉占比不到9%，明显低于全球平均20%的占比，属于低碳型消费结构。我国每年人均肉类消费碳足迹为 362 千克二氧化碳当量，在全球排名 81 位，与日本相当，而美国、欧洲国家碳足迹分别为 1100 千克、680 千克。除了结构低碳之外，我们对肉类的利用也很充分，很多国家被用作饲料的头蹄下水也被制作成各种美食，以猪为例，我国的利用率高达 90%，而美国只有 73%。

综上所述，在肉类产品上，我国属于低碳型结构、节约型消费。

049
温饱问题解决了，"隐性饥饿"又是什么？

⊙ 什么是"隐性饥饿"？"隐性饥饿"的危害有哪些？什么样的人群容易出现"隐性饥饿"的问题？吃哪些食物有助于克服"隐性饥饿"？

⊙ 定义："隐性饥饿"（hidden hunger）是世界卫生组织 2005 年提出的一个概念，用来描述微量营养素缺乏的现象，具体是指机体虽然摄取了足够多的食物，表面上看是吃饱了，能量供给没问题，但由于食物本身某种营养素含量低，或饮食搭配不当，或机体本身消化吸收不良等原因，造成人体缺乏某一种或多种必需的微量营养素（如维生素、矿物质等），而产生的隐蔽性营养需求饥饿症。

危害：对个体来讲，缺乏微量营养素，会导致很多慢性疾病，影响身体健康。最常见的隐性饥饿包括缺乏钙、铁、锌，以及缺乏维生素 A、D、E 等。例如，缺铁易导致贫血，儿童缺锌、缺钙影响生长发育，中老年人缺钙易导致骨质疏松；长期缺乏维生素 A，眼睛容易疲倦、干涩。

对于国家和社会来讲，"隐性饥饿"造成公民体力受损，劳动能力降低；智力受损，创新能力不足；免疫力降低，从而直接影响一个国家或地区的人口素质和社会经济发展。隐性饥饿不仅在发展中国家存在，发达国家也同样面临着隐性饥饿的挑战。

容易产生"隐性饥饿"的人群：当日常饮食满足身体需求时，是不会出现"隐性饥饿"的。当两者不匹配时，就容易出现"隐性饥饿"。一方面，人体的营养需求是动态的、阶段性的，因此当身体状态发生阶段性变化时，需求变了或代谢能力变了，就容易导致"隐性饥饿"。例如，处于生长发育期的儿童青少年，怀孕或处于哺乳期的妇女，得了某些疾病的人群，容易出现"隐性饥饿"。另一方面，饮食不均衡时营养素供给不足，比如挑食、偏食的人，很容易出现"隐性饥饿"。

对策：首先要按照中国居民膳食指南、膳食宝塔的要求，做好膳食搭配，荤素搭配，最重要的就是食物要多样化，不同的食物含有的营养成分各不相同，通过吃多种多样的食物，把大厦的基础打牢，保证绝大部分人体必需营养素的摄入。

其次就是关注重点，针对中国人容易缺乏的钙、铁、锌，以及维生素 A、D、E 等，在日常饮食中有意识地吃含这些营养素较多的食物，有意识地进行补充。例如，通过多喝牛奶来补钙；多吃胡萝卜，补充维生素 A；多吃动物肝脏和海产品，补充铁、锌和维生素 D。

从供给的角度来看，可以在食品中添加食品营养强化剂，生产出营养强化食品，比如加碘盐、铁强化酱油；通过农业育种、种植、养殖技术的调控，生产出营养强化农产品，比如叶酸玉米、富硒大米、

DHA（二十二碳六烯酸）鸡蛋等。这样给消费者提供了更多选择。

050
喝牛奶有什么健康功效？

⓪ 喝牛奶有什么健康功效？

ⓐ 母乳和牛奶中除了含有必需的营养成分外，还含有丰富的生物活性物质参与维持人体稳态。

首先，牛奶可以调节免疫稳态。例如，人体单核细胞表面有一种"低密度脂蛋白受体相关蛋白 2 （LPR2）"，它能够与乳铁蛋白特异性结合，随后这种单核细胞则转变成髓样抑制性细胞（MDSC），从而抑制过度的炎症反应。

其次，牛奶可以维持肠道稳态。肠道是人体与外界进行能量、物质及信息交流的枢纽，是影响健康的重要因素。牛奶蕴含丰富的益生元，能够促使肠道微生物向健康的模式发展，而且牛奶中的活性蛋白通过刺激胰高血糖素样肽 -2（GLP-2）的分泌，可以促进小肠的生长和成熟，维持肠道黏膜结构的健康。

最后，牛奶还能够维持人体营养稳态。牛奶含有人体所需的营养素和能量物质，包括优质蛋白质、碳水化合物、脂类、常量元素、微量元素及维生素等。当人体处于感染的应激状态时，就非常需要这些营养素和能量物质来维持正常的生理活动及免疫反应。

051
儿童肥胖对健康产生了哪些影响？
如何引导科学饮食？

问 当前我国儿童肥胖问题达到什么程度？对健康成长产生了哪些影响？

答 我国 6~17 岁儿童青少年的肥胖问题首先是发展速度快。2002 年，我国超重肥胖儿童占比 6.6%，2012 年占比达到 16%，2020 年上升至 19%，不到 20 年时间，翻了近 2 倍。

其次是体量大。以 2019 年末统计人口计算，有四千五百多万儿童青少年体重超标，也就是说 5 个孩子中就有一个是小胖墩。从城乡、性别分布来看，体重超标在城市高于农村，男性高于女性。从年龄

四千五百多万
儿童青少年体重超标

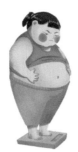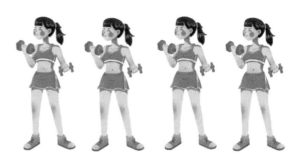

5个儿童青少年中就有
1个超重肥胖

阶段来看，6 岁以下儿童超重肥胖率为 10.4%，6~17 岁约为 20%，18 岁及以上达到 50.7%。随着社会发展，肥胖儿童占比越来越大，超重肥胖人口越来越多，呈现出"未来是胖的"的态势。

问 超重肥胖对儿童健康有哪些影响？

答 超重肥胖对儿童青少年健康成长和心智发展的影响是多方面的。首先是对身体健康的影响。超重肥胖是非传染性疾病的主要致病因素之一，已成为一种共识。事实上，早在 20 世纪末期，研究就已经证实超重肥胖是危害健康的疾病前兆，甚至超重肥胖本身就是一种疾病。肥胖加重心脏、肾脏等器官的负担，导致心、肾功能下降，损害关节，引起高脂血症、动脉粥样硬化、脂肪肝、糖耐量异常等，还会损害呼吸系统，引起睡眠呼吸暂停综合征等，对于生殖系统也有不好的影响。

其次，超重肥胖对儿童青少年心理健康和心智发展的影响，一点也不亚于对身体的影响。在以形体匀称为美、为健康的主流文化影响下，超重肥胖的孩子会受到同侪的嘲笑，被起尴尬的绰号，甚至被捉弄。由于体重的原因，超重肥胖的孩子很难参与一些特殊的体育活动或者演出活动，自信心会受到打击，久而久之会产生心理压力，形成自卑、自闭等心理障碍。

问 体重超标的儿童，他们的饮食、生活习惯有哪些特点？

答 从理论上来讲，除了基因等一些先天因素外，大部分人的超重肥胖是由于摄入的能量远超消耗的能量导致的。摄入就是吃东西，包括吃的量，吃的结构，还有吃的方式。调查数据显示，超重肥胖儿童正餐的摄入量，就已经达到膳食指南的推荐量，然而除了正餐之外，零食小吃也占有儿童青少年能量摄入的相当分量，一般是

20%~25%。在食物结构上，糖多、肉多、油多、能量多是主要特征。调查显示，超重儿童摄入的动物性食物与植物性食物的比例大约为2：1，而且肉、蛋、水产品等动物性食物在晚餐中摄入较多。

另一方面就是消耗少，运动少。学生坐车上下学，学校的运动场地较小，学生运动强度低；沉迷于平板电脑、手机游戏导致运动量减少；吃本身消耗的能量也降低了，因为我们所吃的食物大多是高加工精加工，咀嚼消化的耗能也大幅减少。所有这些都说明孩子们的生活方式走向了高营养、低运动的状态，这也是现阶段城市孩子的超重肥胖率高于农村的一个原因。我们可以看到，那些在边远地区条件艰苦的地方，每天要跋山涉水去上学的孩子们，是没有胖子的。

问 国家在这方面采取了哪些措施？

答 少年强则国强，儿童青少年是祖国的未来，国家非常重视儿童青少年的身心健康，已经把儿童青少年肥胖列入重要的公共卫生问题，并且做出了制度安排。为了切实加强儿童青少年肥胖防控工作，有效遏制超重肥胖流行，促进儿童青少年健康成长，2020年10月六部委联合发布了《儿童青少年肥胖防控实施方案》，要求以提高儿童青少年健康水平和素养为核心，促进儿童青少年吃动平衡。《中国食物与营养发展纲要（2014—2020年）》中，儿童青少年作为重点人群之一，受到了一以贯之的关注。纲要中仍然承袭了对孩子们的极大关注：加大营养干预，保障健康食物与优质营养供给，减缓城镇儿童青少年超重、肥胖快速增长态势。将食物与营养知识纳入中小学课程，加强对教师、家长的营养教育和对学生食堂及学生营养配餐单位的指导，引导学生养成科学的饮食习惯。

052
不可"锶"议，锶究竟有多神奇？

问 锶元素引起人们关注的原因是什么？

答 当前，我国城乡居民膳食和营养状况虽然有了明显改善，营养不良发生率持续下降，但总体改善主要是指三大营养素（碳水化合物、脂肪、蛋白质）供能充足，能量需要得到了满足，然而儿童、妇女、老年人群微量元素的摄入不足和缺乏，使得我国近3亿人处于"隐性饥饿"状态。

两届诺贝尔奖得主莱纳斯·鲍林（Linus Pauling）说过，"没有矿物质中的微量元素，维生素和酶都无法发挥作用，细胞代谢将趋于异常，生命只有逐渐脆弱与幻灭"。微量元素缺乏会造成贫血、代谢异常、发育迟缓、免疫功能不足、生殖系统病变等。

锶是人体必需的微量元素之一，与人类健康息息相关。锶的主要功效主要有四个方面：一是促进钙的吸收，有效预防骨质疏松；二是促进多余钠的排泄，预防心血管疾病；三是改变情绪障碍患者的皮质醇水平，缓解抑郁症；四是促进生殖健康，提高精子活力，改善生殖能力。

当前全球骨质疏松症患者达2亿人。我国是世界上老龄人口数量最多的国家，目前60岁以上人口超过2.1亿,65岁以上人口接近1.4亿，且人口老龄化状况在进一步加剧，这使得骨质疏松症成为我国居民的常见病、多发病，尤其在绝经后女性中更为突出。另外，全球性生育率下降的一个主要原因就是全球人类精子质量正在不断下降。再加上精神性亚健康、三高超重肥胖等现代问题，锶的研究和开发将具有极其重要的作用和广阔的前景。

问 锶元素的由来、用途如何？

答 锶元素是 18 世纪在苏格兰的铅矿中以菱锶矿的形式被首次发现的，是自然界和人体组织中普遍存在的矿质元素之一，位于元素周期表第五周期第二主族。

锶在工业中有广泛应用，比如用来制糖，生产烟火及信号弹，炼钢，用作火箭燃料，等等。随着生命科学的发展，锶对人体的重要作用不断被发现。首先，锶被认为是人体必需的微量元素，如果人体缺锶便会出现各种不利于身体健康的症状，机体所有组织都含有锶，99% 锶存在于骨组织中，0.7% 存在于血中。其次，锶是人体骨骼和牙齿的重要组成部分，与骨骼的形成密切相关。

问 日常生活中从哪里摄取锶元素？

答 人体主要通过食物及饮用水摄取锶。在食物中，谷类、豆类和绿叶蔬菜类含锶量较高，而畜禽肉、蛋类含量较低，通过饮用含锶矿泉水也可少量补锶。

问 我国锶资源的分布情况如何？

答 截至 2019 年底，我国锶矿资源主要分布在青海、重庆、陕西、湖北、江苏、云南、新疆这 7 个省、自治区、直辖市，查明资源储量 5621.69 万吨（以天青石计）。

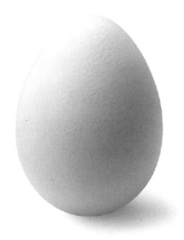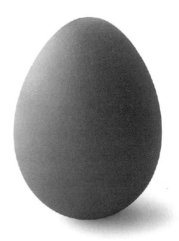

053
蛋类品种也内卷，到底应该怎么选？

⑩ 红皮鸡蛋和白皮鸡蛋在营养上有区别吗？

⑧ 生活中有很多人在购买鸡蛋时非常在意鸡蛋的颜色，专门购买红皮鸡蛋，认为红皮鸡蛋比白皮鸡蛋的营养价值高，其实不然。检测结果表明，两种颜色的鸡蛋营养素含量并无显著差别。其实鸡蛋壳的颜色是由一种叫"卟啉"的物质决定的，和鸡蛋的品种有关。这种物质只能决定蛋壳的颜色和厚薄（红壳蛋一般蛋壳比较厚），对鸡蛋所含的营养素基本没有影响。因此，在购买鸡蛋时，不用在意蛋壳的颜色，凭心情选择即可。

⑩ 不同种类的蛋，在营养上有什么区别？

⑧ 蛋类有很多品种，其中常见的有鸡蛋、鸭蛋、鹅蛋、鹌鹑蛋等。这些蛋类中的营养素不仅含量丰富，而且质量优良，均是营养价值很高的食物。

054
为什么说神奇脂肪在鸡蛋里？

问 ω-3 多不饱和脂肪酸对人体有什么作用？

答 ω-3 多不饱和脂肪酸主要包括 α-亚麻酸（ALA）、二十碳五烯酸（EPA）和二十二碳六烯酸（DHA）。大量研究证明，ω-3 多不饱和脂肪酸在抑制慢性疾病方面有着重要的作用，包括高血脂、糖尿病、动脉粥样硬化、炎症和癌症等。此外，ω-3 多不饱和脂肪酸对婴幼儿大脑发育、视力发育也有重要作用。

问 从什么食物中可以获取 ω-3 多不饱和脂肪酸？

答 虽然从水产品、禽肉中可以补充 ω-3 多不饱和脂肪酸，但我国居民仍普遍存在 ω-3 多不饱和脂肪酸摄入偏低或缺乏的状况。研发与生产富含 ω-3 多不饱和脂肪酸的食物已成为促进我国居民脂肪酸膳食平衡的重要措施与手段。其中，鸡蛋是我们日常生活中常见的食物，所以成了补充 ω-3 多不饱和脂肪酸的重要食物。

问 什么是 ω-3 多不饱和脂肪酸鸡蛋？

答 这种鸡蛋的生产是采用在蛋鸡饲料中添加富含 ω-3 多不饱和脂肪酸原料（如亚麻籽、藻粉等）的方法，通过蛋鸡体内的生物转化，使 ω-3 多不饱和脂肪酸富集到鸡蛋当中。

不同品种的蛋类在某些营养含量上略有差别，在营养成分种类上大致相同。其中，不同蛋类的蛋白质含量相似，占 12% 左右。

055
什么是营养强化"新科技"？

问 ω−3 多不饱和脂肪酸强化鸡蛋口感如何？

答 最初，生产 ω−3 多不饱和脂肪酸强化鸡蛋会有一些腥味，经过我国农业科学院多家研究机构联合研究开发，突破了这个技术难关。目前，在感官、味道、口感等方面，营养强化鸡蛋是和普通鸡蛋是一致的。

问 ω−3 多不饱和脂肪酸强化鸡蛋是否会进入消费市场？

答 目前，富含 ω−3 多不饱和脂肪酸的鸡蛋在美国、加拿大及欧盟的超市中已经非常常见，在我国市场上也逐渐开始出现。针对富含 ω−3 多不饱和脂肪酸的食品，加拿大等国家和地区已经有比较完善的标准体系，但是我国还缺乏针对性标准对其进行规范管理。

目前，我国已有《ω−3 多不饱和脂肪酸强化鸡蛋》（NY/T 4069−2021）、《ω−3 多不饱和脂肪酸强化鸡蛋生产技术规范》（NY/T 4070−2021）两项标准实施，前者的主要技术内容包括感官要求、营养指标及安全指标。值得注意的是，此文件率先以营养指标为关键技术指标，即规定了每 100 克 ω−3 多不饱和脂肪酸强化鸡蛋中 ω−3 多不饱和脂肪酸的含量需大于等于 300 毫克，对于规范和引导富含 ω−3 多不饱和脂肪酸食品的生产、消费有着重要而深远的意义。

在销售价格方面，目前营养强化鸡蛋的价格会高出普通鸡蛋的 2~3 倍，随着市场化的逐渐完善，会逐渐趋近普通鸡蛋价格。

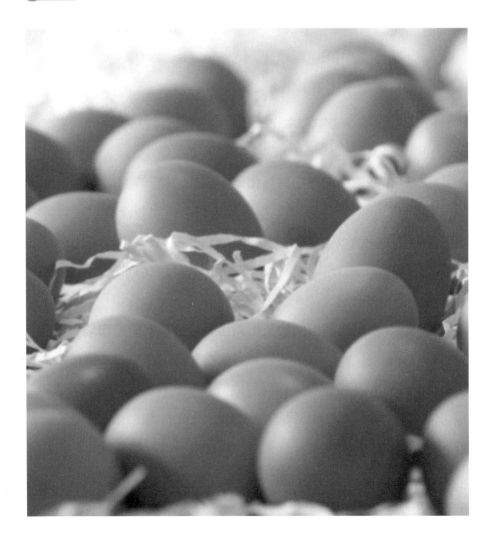

056
鸡蛋的最佳保存方式，你放对了吗？

问 鸡蛋最佳的保存温度是多少？保质期是多久？

答 鸡蛋的保质期与温度、存放环境有关，一般应在 2~5℃条件下冷藏，最好在 40 天内吃完。冬季室温下储存，尽量在 15 天内吃完。夏季室温下储存，尽量在 10 天内吃完。

判断鸡蛋是否变质的简便方法是闻味道，若有腐臭味则表示鸡蛋过了保质期。不过并非鸡蛋没有异味就可以长期储存，鸡蛋存放得越久，营养流失越多，所以需要尽早食用。

问 鸡蛋保存前需要清洗表面吗?

答 有时候你发现买回家的鸡蛋外壳有点脏，想要清洗一下。但其实每个鸡蛋外壳都有一个天然的保护膜，清洗的过程会把保护膜破坏掉，细菌更容易通过气孔进入蛋内，加快鸡蛋变质。

问 鸡蛋有哪些保存方式?

答 冰箱保存：低温存放有助于抑制微生物活性，减少蛋内水分蒸发，延长保质期。保存鸡蛋时也要注意"隔离"，不要和葱姜蒜、辣椒等气味强烈的食物放在一起，这些气味会通过蛋壳上的气孔渗入到鸡蛋中，这样会加快鸡蛋变质，缩短保质期。同时注意一定不要放到挨着最里边蒸发器的位置，否则容易把鸡蛋冻伤。

大米保存：大米有吸水、保持干燥的作用，将鸡蛋置入大米中，可以给鸡蛋提供干燥的环境，阻断鸡蛋与空气的接触，减缓鸡蛋的呼吸作用，延长保质期。大米也是家中寻常可见的东西，保存起来非常方便。

谷糠保存：准备一个木箱，铺上一层谷糠，将鸡蛋放进去，再盖一层谷糠，再放入一层鸡蛋，再铺一层鸡蛋，依此往复，将箱子装满后，放置在通风阴凉的地方保存即可。

057
低温奶对比常温奶，区别竟然这么大？

问 什么是低温奶？在常温下能保存几天？

答 低温鲜奶，学名巴氏杀菌奶，巴氏杀菌是利用较低的温度，杀死有害的微生物，同时能使牛奶中营养物质损失少，保持自然的牛奶风味的一种低温杀菌法。低温鲜奶必须在4℃左右的环境中冷藏，保质期在7天左右。低温鲜奶通过技术优势更多地保留了各种维生素，同时含有丰富的乳铁蛋白、免疫球蛋白等天然活性物质。

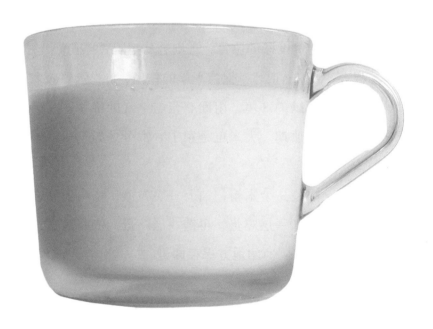

问 **低温奶的营养价值高吗？与常温奶相比有什么优势？**

答 与常温奶（超高温瞬时杀菌技术）相比，低温奶的优势有三：一是低温鲜奶中 β – 乳球蛋白含量（2900 毫克 / 升）远高于常温奶（200~400 毫克 / 升）；二是低温鲜奶中钙含量丰富且易吸收，常温奶经超高温杀菌后，一部分优质的可溶性钙会转化成不溶性钙，不容易被人体吸收；三是低温鲜奶中维生素 B_1、维生素 C、维生素 B_{12}、叶酸含量高于常温奶。

问 **为何更多的人选择低温鲜奶？**

答 低温鲜奶在全球范围内占据主导地位。目前，全球约 90% 的国家和地区以消费低温鲜奶为主，全球范围内低温鲜奶与常温奶份额比为 7 : 3，而我国的这一份额比仅为 3 : 7。实际上，在美国、澳大利亚、新西兰、日本等发达国家中，保留牛奶本身营养和味道的低温鲜奶更受市场欢迎，市场占有率达 80% 以上。我国台湾地区自 1986 年实施鲜乳标章计划后，人均低温鲜奶消费量从 3.5 千克增长到 2018 年的 20.4 千克，消费占比从 11.6% 增至 75%。随着居民消费水平升级和健康需求增强，中国人选择低温鲜奶的情况会更加普遍，低温鲜奶市场也将迎来新的发展与机遇。

058
中国人的奶制品摄入足够了吗？

问 **中国人的奶制品摄入足够了吗？**

答 根据《中国居民膳食指南》和有关建议，成人每天应该摄入

300毫升牛奶或相当量的乳制品。不过某些特殊人群，比如儿童、青少年、孕妇、乳母、老年人、骨质疏松患者等，每日可在300毫升的基础上适当增加饮奶量。

问 想喝牛奶但有乳糖不耐受该怎么办？

答 有些人在喝牛奶后会出现肠道的不良反应，会出现乳糖不耐受。建议可以根据自身的情况来选择适合自己的乳制品，比如奶酪、酸奶等。

059
关于"奶"有哪些误解？

问 燕麦奶、椰奶、豆奶是奶制品吗？

答 这些都是植物基食物，和动物基食物的营养成分是不太一样的。

燕麦奶不是奶，而是燕麦加水成为燕麦浆后再加入一种特殊的酶，使其转化成了颜色像"奶"、口感也跟牛奶接近的液体。

椰奶是将椰肉打碎，与水混合在一起，然后过滤出来的乳白色液体，实际上它也不是"奶"。

豆奶以豆类为原料研磨的，最常见的是用黄豆加水打出浆再过滤，原料价低易得，工艺也朴实无华，因此没有什么吸引人的噱头，但从营养角度来说，大豆蛋白质的氨基酸组成比例是最接近于人体所需比例的，更利于人体吸收，是性价比相当高的植物奶。

问 喝牛奶是否就能补充足够的蛋白质？

答 奶的蛋白质含量大约为 3.2%。在所有蛋白质中，乳清蛋白的含量为 14%~24%，酪蛋白的含量为 76%~86%。由于含有人体必需的支链氨基酸和具有生理活性的多肽成分，因此乳清蛋白是牛奶里最重要的蛋白质。

当然，我们提倡多种食物摄入，平衡膳食。多样食物的摄入才能满足人的身体需求。

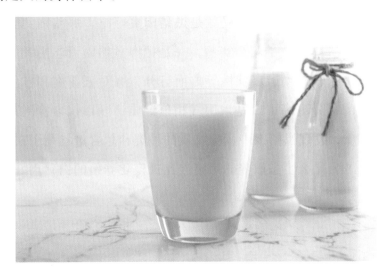

060
黑猪肉比白猪肉更有营养吗？

问 黑猪肉比白猪肉更有营养吗？

答 目前市场上有很多黑猪肉，商家在宣传时通常会用绿色、安全、营养价值高来形容，对此科研人员对生态散养的黑猪肉和规模化养殖的白猪肉做了对比分析实验，检测了营养成分，发现白猪肉中各种氨基酸的含量都比黑猪肉高，并且计算了氨基酸评分，发现白猪的得分也更高，比例更符合人体的营养需求。这也很好理解，黑猪是散养的，在外面还吃一些草，运动量大，饥一顿饱一顿，可以说是处于营养不良状态的，而白猪吃的饲料是经过精准营养配方的。因此，从蛋白质、氨基酸水平的角度来讲，应该是白猪肉的营养价值更高。

但是，消费者直观的感受就是黑猪肉更好吃，那差别到底在哪呢？对此科研人员做了两个实验，一是把肉煮熟，让志愿者品尝，从色、香、味、嫩度、多汁性等方面打分，针对五花肉和排骨，均是黑猪肉的得分更高；二是采用气相色谱质谱联用仪，检测其挥发性风味物质，发现黑猪肉中风味物质的种类和总含量均高于白猪肉，这就解释了为什么生态散养的黑猪肉比规模化养殖的白猪肉好吃。

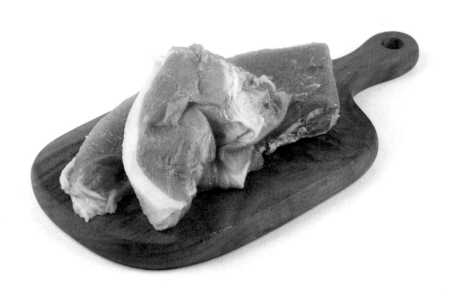

061
发芽土豆，去掉芽后还能吃吗？

问 **土豆发芽了之后还能不能吃？**

答 土豆发芽了，一般来说是不能吃的，因为土豆在发芽的过程中会产生一种毒素，这种生物碱称为龙葵素，而龙葵素对人体的神经系统是非常有害的。如果吃的量比较大，严重时甚至会导致死亡，所以一般来讲发芽的土豆是不能吃的。

土豆的表皮里面就含有这种物质。在自身受到光照之后，接受光照的部位就会变绿，这部分的龙葵素的含量就会增高。如果要发出芽，这部分的龙葵素的含量就会更高。所以，土豆发芽的这一块

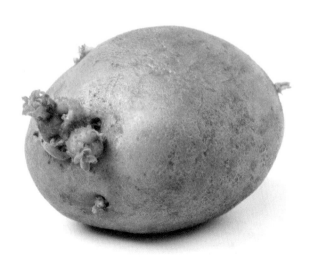

肯定是不能再吃了。

问 把发芽的这个部位用工具抠掉，其他的部分我们还能不能食用？

答 从科学推荐的角度讲，只要发芽的土豆就不建议食用了。但是在实际生活过程中，因为老百姓都比较节俭，大家觉得扔掉整个土豆有些可惜，那么至少需要把变绿和发芽的部分都去除掉，食用剩下的部分。当然，从科学角度来讲是不建议这样处理的。

062
土豆可以生吃吗？

问 现在很多人说土豆要生吃，生吃能够排毒、减肥，土豆真的可以生吃吗？

答 土豆是不能生吃的。第一，生吃的时候土豆里的龙葵素含量高，加热后龙葵素含量会降低很多，这样食用就会得到安全保障。第二，土豆的淀粉含量比较高，淀粉如果没有经过加热，是很难消化的，会对肠胃造成很大的负担。

其实，不仅仅是土豆，大米、小麦、芋头、山药、红薯等淀粉含量高的食物，生吃时口感也很不好。综合考虑，这些食物都不建议生吃。

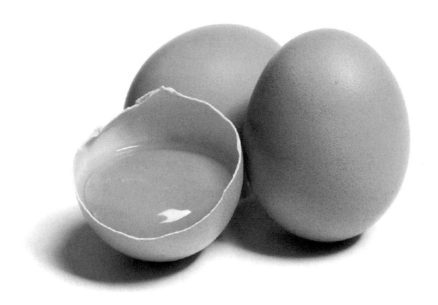

063
想要补充蛋白质，为什么优选是它？

（问）我们都知道，蛋白质是我们人体必需的物质，在所有蛋白质中，哪些是优质蛋白质？

（答）从营养学上讲，我们常说的优质蛋白质主要是动物性蛋白质和大豆蛋白质，通常指日常生活食用的猪肉、牛肉、羊肉等肉类中的蛋白质，以及豆子中的蛋白质。在这些蛋白质中，最优质蛋白质是鸡蛋中的蛋白质。

（问）为什么说鸡蛋是最优质的蛋白质来源？有什么标准吗？

（答）这个标准我们可以从两个方面去讲。

第一，鸡蛋中蛋白质的含量。鸡蛋中的蛋白质含量是比较高的，在整个动物性产品中也是比较高的水平。

第二，鸡蛋中蛋白质的质量。我们以氨基酸评分为标准去评判。所谓的氨基酸评分，就是看鸡蛋蛋白质中必需氨基酸的模式和数量。鸡蛋中含有的蛋白质、氨基酸和我们人体所需的蛋白质、氨基酸更匹配，鸡蛋中含有的蛋白质更易被人类吸收。

综合鸡蛋中的蛋白质数量和质量两个层面，我们将鸡蛋中的蛋白质作为最优质蛋白质推荐给大家。

问 **鸡蛋中的蛋白质性价比如何？**

答 鸡蛋蛋白质性价比较高。超市中鸡蛋的价格比肉禽类的价格低，以同样的价格，我们可以获得更多的优质蛋白质，所以在经济水平有限的情况下，可以选择鸡蛋来补充蛋白质。在平时烹饪时，鸡蛋可以和很多食物一起烹制，更加便捷，更好操作。

064
最需要吃鸡蛋的人群有哪些？

问 **哪些人群更需要吃鸡蛋？**

答 鸡蛋是常见的传统食物，每个人都可以吃。对处于生长期的儿童和青少年，我们推荐他们每天多吃一些鸡蛋。同时，老年人的肌肉力量在衰减，如果多补充一些鸡蛋，对老年人的健康长寿、幸福生活有着很大的帮助。

问 **现在很多人吃蛋白粉，蛋白粉和鸡蛋该如何选择呢？**

答 蛋白粉是优质蛋白质的一个来源，但需要看到究竟是从哪种食物提取出来的。对于大多数人来说，我们不建议食用蛋白粉来补充蛋白质，可以从鸡蛋和其他动物性食物中去补充摄取。蛋白质仅是鸡蛋中的一种成分，鸡蛋里面还含有碳水化合物、优质脂肪、卵磷脂、维生素、矿物质等。健身人士对蛋白质的数量需求更高一些，只吃鸡蛋达不到，所以他们会补充一些蛋白粉，但对大多数人来说，我们还是建议大家食用天然食物来获取蛋白质。

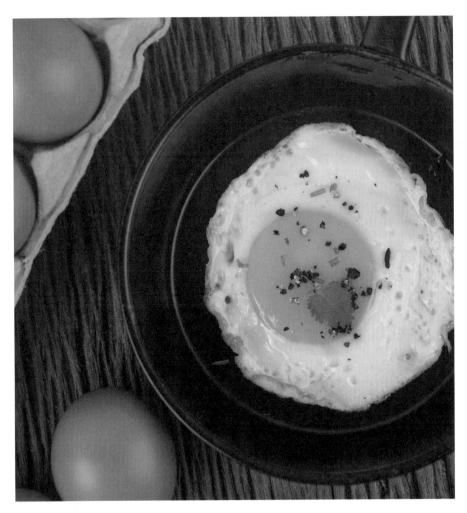

065
如何在春日里与"食"俱进？

问 春天的时候我们在饮食上有什么特点？

答 春天分别有一个季节性特点和一个人体特点。第一是季节性特点，从冬天到春天，外界的温度越来越高。第二是人体特点，从中医学角度来讲，实际上是生发过程，这个过程是人体内的阳气逐渐随外面的自然界相应地变化，也就是常说的同气相求。

春天饮食建议一：减少高热量、高蛋白的摄入。

从饮食上来讲，冬天室外太寒冷，需要摄入大量的高热量及高蛋白物质。到春天需要做到以下两点：第一，必须要减少高热量、高蛋白的摄入；第二，人们经过整个"猫冬"，体内有大量的脂肪堆积，这时我们需要把它清除掉。

春天饮食建议二：多吃新鲜的蔬菜。

春天有大量新鲜的蔬菜，这时应该食用各种各样含有大量膳食纤维的蔬菜来清肠，比如马齿苋、荠菜等，多吃点这样的菜对身体好。

春天生发，这时要减少吃一些酸的、苦的食物，多吃一些辛味食物。在整个春天，需要按照季节的特点和温度的变化，根据人们身体的变化做出相应的调整。

这个时候需要增加新鲜蔬菜的补充，尤其是当季蔬菜，并适量吃一点野菜。冬天蔬菜少，维生素摄入就少，比如水溶性维生素中的 B 族维生素、维生素 C 等，这些都主要依靠蔬菜提供。所以，食物一定要和季节相配，同时还要和人自身相配。

春天饮食建议三：儿童、老人饮食需要适量。

老年人、青年人和儿童的吃法是不同的。老年人因为气血本来就不足，所以要吃得温和一些，而且老年人的分解代谢能力是下降的，所以对老年人来说，不能大量吃食物，更多是尝尝鲜。而青年人和儿童，就可以相对多吃一些。

因此，所有的饮食营养都需要考虑这几个因素：第一是所处年龄段，第二是脾胃的运化能力，第三是季节性，第四是地域性。

066
最适合春天里吃的菜有哪些？

问 春天适合吃什么食物？哪些人适合吃春笋？

答 春天适合养肝，绿叶菜含有丰富的叶绿素，可以保护肝细胞。绿色的蔬菜每天吃 200~250 克，就可以保护我们的眼睛，保护上皮细胞。春天适当吃一些动物的肝脏，比如鸡肝、猪肝，可以保护我们的肝细胞。春天一定要注意饮食清淡，多吃深绿色的蔬菜。春天推荐大家吃春笋，但是不能连续食用，更不能过量食用。春笋食用过量时，会引发内火，严重时会长疮疡，属于我们民间常说的"发物"。所以，这类食物只适合一部分人食用。

问 不同人群食用野菜的方法有哪些？

答 对于儿童来说，野生蔬菜最好不要直接吃，可以考虑打汁饮用，这样更易消化。婴儿更需要打成蔬菜汁饮用，在这个过程中，会损失一定的膳食纤维，但因为孩子对膳食纤维的需求量很小，所以影响不大。老年人也同样如此，因为肠胃消化能力弱，所以在食用野菜时也建议做得更熟更烂一些，也可以打成汁饮用。

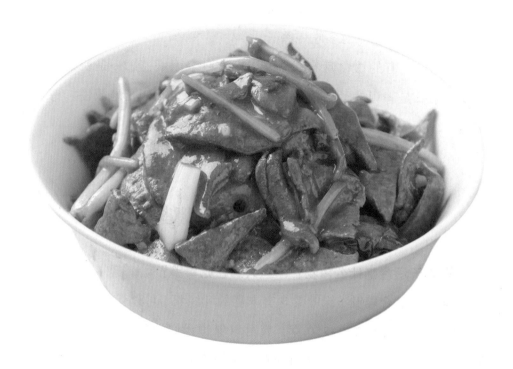

067
小时候的西红柿味道去哪了？

问 科学家在科学研究的过程中，在品种选育时已经注意到西红柿味道的变化，是否已经开始做相应的改善研究？

答 是的，已经开始了相关性研究。原先房前屋后种植的西红柿无法进行跨省调运，所以科学家才会选育出比较耐储运的品种。当时的研究更侧重于考虑耐储运的性状，而忽略了风味、营养等性状，这是因为育种在实际研究中需要关注多个性状，如果同时进行改良，这个难度是比较大的，所以会关注主要性状，比如之前我们更多地关注储运情况。随着冷链仓储和快递货运的不断更迭加速，耐储运的西红柿基本得到解决。同时，随着国民生活水平的提升，科学家开始更多地关注西红柿的风味、营养等性状的科学研究。

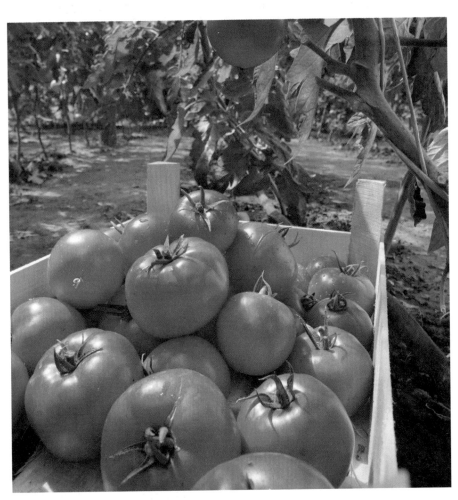

中国农业科学院深圳农业基因组所和蔬菜花卉所黄三文研究团队在西红柿风味品质研究中取得重要突破。2012 年，西红柿基因组测序完成总任务的六分之一，成果以封面文章形式发表在《自然》（Nature）上。2017 年，《发现西红柿风味调控机制》登上《科学》（Science）封面。2018 年，《西红柿育种对果实代谢组的改变》登上了《细胞》（Cell）。黄三文团队在科研中创新引入了消费者对约 400 种西红柿的品鉴打分，分析发现了控制西红柿风味的基本位点，成功找到了影响西红柿风味的 33 种关键物质及相关基因，并进行了基因组学分析，找出 9 亿碱基对、3.5 万基因与 33 种决定西红柿风味的物质是怎样发生关联的。

在被检测西红柿样品中，与原来的老品种相比，现在的品种中有 13 种关键物质的基因有丢失，所以现在的西红柿吃起来没有之前的味道了。目前已经找到一些原因，科学家正有针对性地做一些改良工作，我们相信，在不久的将来，会把带有小时候味道的西红柿找回来，科学家会培育出味道好、产量高、营养价值又高的西红柿。

068
专家揭秘西红柿为什么不好吃了？

问 现在的西红柿和小时候的西红柿，味道感觉有差异，这是什么原因呢？

答 一是品种不同。小时候的西红柿品种吃起来口感比较好，缺点是皮比较薄，在运输过程中容易坏，不易存放。现在选育的西红

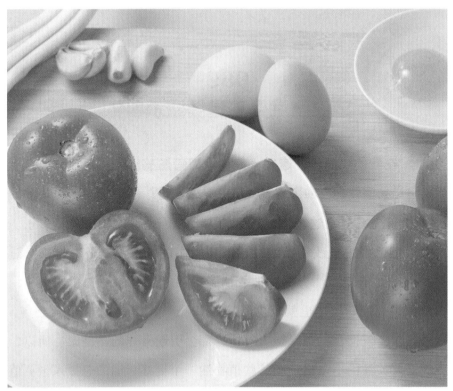

柿皮比较厚，耐储藏，所以有人称现在的西红柿为石头西红柿，风味会差一些。

二是化肥普及。原先农民自己种，主要使用的是农家肥或一些动物粪便，而现在多数使用化肥，用化肥的西红柿生长得比较快，主要的营养物质积累得比较快，但风味物质积累得比较慢。因此人们在种植西红柿时，考虑到产量和收益，多数会选择化肥。

三是采摘期不同。原先的西红柿都是完全成熟了以后现摘现吃。现在的西红柿都是跨省区调运，比如将山东的西红柿运输到北京，整个运输过程需要占一定的时间，为了确保送到老百姓家里的西红柿不会坏，会采摘得比较早，还没熟透。所以采摘期的不同，也是导致现在的西红柿没有原先的西红柿好吃的原因之一。

069
猪油到底是不是健康杀手？

（问）在我们小时候，家里人很喜欢把猪油熬出来食用，有民众提到吃猪油会使我们的血脂增高，真的是这样吗？

（答）首先，导致这个情况发生的主要原因是油的总摄入量多了。现在人们已经大量改用植物油，而高脂血症患者仍然还在增加。过去我们需要依靠猪油、棉籽油、油菜籽油等，但油的总食用量小，因此此类病症的发生也就较少。

其次，任何食物如果摄入过量，都会引起身体的不健康。所以，我们需要关注的不是猪油和某些植物油哪个更好，油的总摄入量更值得被重视。如果你每天油的摄入不足，吃猪油没有问题。如果每天油的摄入充足，再吃其他油也依然会造成身体的不健康。所以，我们建议食用油需要控制总量、多样化食用。

070
被人嫌弃的动物油真的就不健康吗？

（问）现在人们对油的选择很多，有部分人提出，只吃植物油会更健康，是这样的吗？

（答）首先，不用过度强调单一，膳食指南的第一要素是食物多样。

对油的摄入也是如此，需要尊崇多样性食用，动物油、植物油都能给人们提供能量。

其次，脂肪酸可以分为饱和脂肪酸和不饱和脂肪酸，不饱和脂肪酸又可分为单不饱和脂肪酸和多不饱和脂肪酸。其中，饱和脂肪酸每天的摄入量不超过膳食总量的10%，人们每天需要的饱和脂肪酸大概在20克左右，油类主要提供饱和脂肪酸，而禽、鱼、肉类里的脂肪主要提供的是不饱和脂肪酸。为了营养均衡，应该均衡饮食。

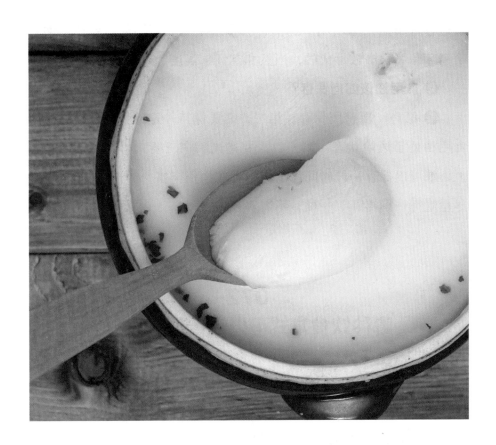

071
有哈喇味的油还能吃吗?

问 平时吃的油有哈喇味了,这样的油还能吃吗? 油的哈喇味是怎么形成的?

答 这样的油是肯定不能吃了,因为已经酸败后腐败了,如果吃了这种分解后产生哈喇味的油,会带来呕吐和腹泻的可能性。油有哈喇味是氧化酸败形成的,当然和空气、温度、光照都有关系。

问 食用油该如何保存?

答 第一,要密闭保存。第二,需要保持一定的低温,高温会使食用油处于风险状态。第三,需要避光。在三要素得到保证的基础上,油可以保存一段时间。当然,现在物资丰富,为避免变质浪费,尽量吃完一桶再新买一桶,不需要存放很多。

072
哪种饮食方式可以远离亚健康?

问 远离亚健康,应保持健康的饮食方式。如何饮食更健康?

答 亚健康会有很多类型的表现,如情绪抑郁、疲劳、肥胖等,这些表现形式可以通过食物来调节。

当你情志不畅时,可以吃一些巧克力,因为吃巧克力可以让人们心情愉快起来。

当你疲劳时，多数是因为脾胃的运化功能变弱，这就需要你补充一些优质蛋白质、糖类、淀粉类。只有进行良好的吸收和代谢，吃下去的优质食物才有意义。为了使脾胃的运化功能变强，需要常运动和锻炼。

当你身体肥胖时，要减少食物摄入总量，增加运动，调整三餐饮食结构，应注意将最好的一餐放到早上吃，中午正常饮食，晚上就吃一些容易消化的食物，从而把水和脂肪减掉。

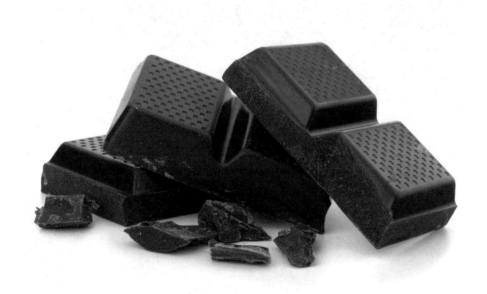

073
橄榄油这么贵，一定比普通油更好吗？

问 橄榄油适合地中海沿岸或者居住在沿海地区的人们吃，内陆人吃橄榄油的时候有什么讲究吗？

答 核心是一致的，目标就是要保证脂肪酸的摄入均衡。沿海地区的人日常食用的鱼类比较多，长期食用橄榄油就没问题。对于内陆地区的人，由于运输、饮食习惯等方面的不同，相较于沿海地区的人日常食用的鱼类、海鲜等食物会少很多。如果仅吃橄榄油，可

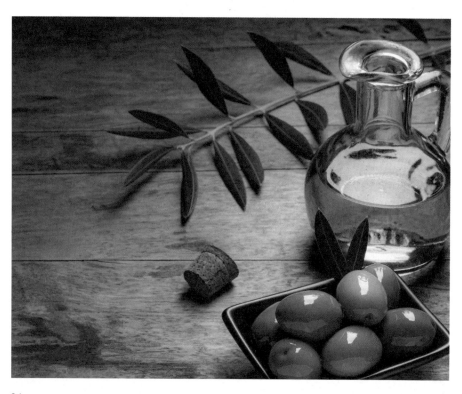

能会发生一些问题，多不饱和脂肪酸的摄入可能会不足。所以，内陆地区在日常食用橄榄油时，需要再吃一些其他的油类，比如亚麻籽油、大豆油、花生油等，通过轮换食用来保障饮食的多样性。

从营养方面来看，对食用油的选择推荐多种油替换食用，比如凉拌的菜，橄榄油就使用得比较多，炒菜、煎炸、炖菜等的用油都不太一样。所以，在不同的烹饪方式使用不同的油，不要一瓶油打天下，否则不光营养单一，而且吃久了会比较腻。

074
"液体黄金"橄榄油的营养价值到底有多少？

问 橄榄油的营养价值到底有多高？

答 橄榄油的营养价值确实比较高，特别是在地中海饮食里，推荐的用油就是橄榄油。橄榄油最突出的特点就是不饱和脂肪酸的含量比较高，特别是单不饱和脂肪酸。我们评价植物油的营养价值，主要看它含有的单不饱和脂肪酸和多不饱和脂肪酸的比例。

通常不饱和脂肪酸含量高，营养价值比较高，橄榄油正好满足这个条件。但是，橄榄油也有缺点，就是单不饱和脂肪酸含量比较高，多不饱和脂肪酸含量比较低。橄榄油主要适合地中海沿岸和沿海地区的人食用，因为他们日常生活中吃的鱼类比较多，海产品里面多不饱和脂肪酸含量比较高，DHA 含量会更高。所以，建议大家吃橄榄油时，再吃一些鱼类，这样就可以均衡营养，从而满足人体对不饱和脂肪酸的需求。

075
长时间喝白粥竟然有坏处？

问 **身体健康的人能不能连续或者长时间喝粥？**

答 日常生活中，我们经常听说依靠喝粥养胃，因为人们首先需要补充足够的能量和蛋白质，所以不能仅依靠喝粥来补充营养。当你的早餐和午餐能够保证蛋白质和脂肪摄入时，晚餐就可以喝一些粥（稀饭）。尤其是老年人，平时喜欢喝粥，但不能只喝白粥，建议大家喝白粥的时候，吃一些蔬菜和其他有营养的食物。

问 **喝粥容易引起肥胖？**

答 长胖的前提是食物总摄入量的过量，如果我们以一天为单位，总摄入量不高，保持膳食的合理搭配和营养均衡，就不会因为喝粥而长胖。首先，可以肯定的是喝粥是一种好的饮食方式。其次，一日三餐需要进行合理搭配，遵循营养均衡的摄入原则。最后，建议晚餐喝粥，并且控制晚餐的摄入少一些，如果晚餐吃多了，会影响睡眠。晚餐后做少量的运动，也可以提高对食物的消化能力。

问 **在日常生活中，有段时间脾胃不太舒服，有人建议去喝点白粥养胃，这个说法是对的吗？**

答 白粥主要含有碳水化合物，而且碳水化合物已经快分解成单糖，白粥进入身体后，营养成分在十分钟之内就可以进入血液变成血糖，可以补充能量，减少脾胃消化的负担，让脾胃得到一定的休息。因此，建议大家不要只使用大米做粥（稀饭），可以加上多种五谷杂粮，因为五谷杂粮中含有的纤维素多，可防止快速升糖。

生病过后会有一种现象，中医学称之为"除中"。在生病过后，人体很虚弱，如果这时大量食用高营养、高蛋白的食物，此时身体的阳气本就不足，会造成消化不良，甚至会导致心力衰竭。所以，我们在生病以后，需要食用一些白粥和易消化的食物作为补充，在病情好转的过程中，逐渐恢复食用其他高营养的食物。

076
蜂蜜为什么会结晶？

问 **蜂蜜为什么会结晶呢？**

答 蜂蜜结晶的实质是蜂蜜中含有的葡萄糖过饱和析出的一种状态，是一个物理变化的现象。例如，洋槐蜜的果糖含量比较高，就不容易产生结晶现象，而葵花蜜、棉花蜜、椴树蜜等蜜种，尤其是到了晚秋时采集的蜜，颗粒比较粗，葡萄糖的含量比较高，就容易结晶。

蜂蜜结晶会出现一会儿结晶一会儿不结晶，或者处在上面的部分不结晶，下面的部分结晶的现象，整体看起来不美观。在产品厂家和科学家的共同提升下，处理蜂蜜结晶不稳定的情况有两种工艺方法：一种是去"晶核"，蜂蜜就会不结晶了，这是一种物理变化的现象，使得它保持在液体状态，看起来也比较美观；另一种是促进结晶，比如处理椴树蜜会使用这个方法，经过这个方法处理后，它始终处在结晶的状态，颜色雪白雪白的，我们称之为"雪椴"。

最终会看起来比较美观且口感细腻。

　　日常生活中，有一个小方法可以区别蔗糖的结晶和葡萄糖的结晶：我们用手捏一下，像猪油一样比较细腻的、容易搓开的这类结晶是葡萄糖过饱和的结晶。蜂蜜结晶很正常，不要用结晶来判定蜂蜜的真假和好坏。结晶是纯物理变化的现象。

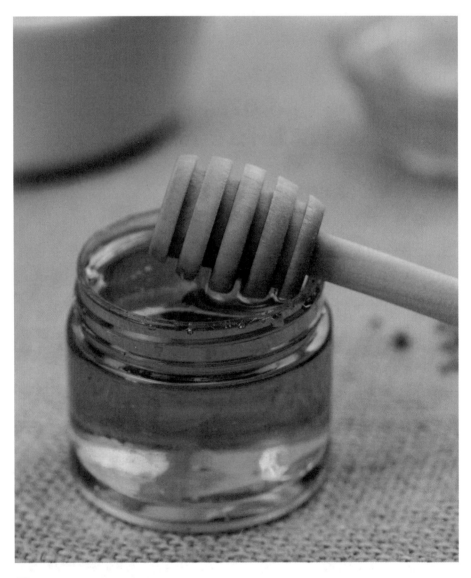

077
蜂蜜怎样喝最有效？

问 蜂蜜什么时候喝最有效？

答 蜂蜜什么时候喝都可以，我们认为最合适的时间段是晚上。在《本草纲目》中是这样记载的，蜂蜜"生则性凉，故能清热；熟则性温，故能补中"，因此蜂蜜最大的作用就是补中气和清热。蜂蜜作为性凉的食物，有通肠胃的作用，我们认为晚上喝效果最理想。

问 蜂蜜怎么喝最合适？

答 据《本草纲目》记载，蜂蜜应舌下含服。最常见的是冲蜂蜜水，很多人冲蜂蜜水是存在"反酸水"的现象，除了这类现象，这样蜂蜜的浓度很难达到抑菌的作用。

总结来讲，蜂蜜一天当中什么时候都可以吃，泡水和含服都可以。但如果我个人推荐，建议大家晚上喝，一天一次就可以，并且舌下含服。

078
蜂胶对口腔疾病有治疗作用吗？

问 食用蜂胶是否能治疗龋病？

答 龋病是一种与公共卫生相关的世界范围内的感染性疾病，它

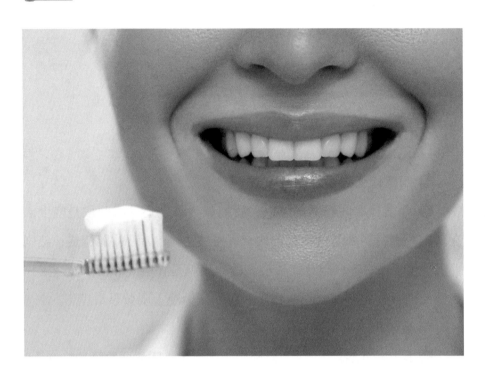

的主要致病菌是变形链球菌、远缘链球菌、黏性放线菌和嗜酸乳杆菌，主要存在于牙齿龋斑中。变形链球菌是最主要的致龋菌，致龋能力主要源自其黏附能力及产酸能力。2005 年，Hayacibara MF 的研究发现蜂胶能有效抑制变形链球菌的生长、黏附、产酸耐酸，抑制其葡糖基转移酶活性，还可以抑制其生物膜的形成，并能够穿透生物膜作用于膜内细菌，有效清除菌斑生物膜，预防和治疗龋齿。2008 年，曾学宁等研究发现，蜂胶可影响变形链球菌的代谢，使变形链球菌产酸能力降低。2014 年，王冰采用乙酸乙酯作为蜂胶活性成分的提取溶剂，测定蜂胶对变形链球菌的抑菌作用。蜂胶中黄酮酚类物质含量越高，对变形链球菌生长的抑制作用就越强，对其产酸的抑制作用也越强，抗龋齿活性也越强。通过扫描电镜和透射电镜观察发现，蜂胶中的酚类物质会对变形链球菌的菌体结构及细胞分裂产生破坏。2005 年，杨更森等对蜂胶防龋口胶的防龋作用进行了临床观察，将2241 名 3~4 岁幼儿园儿童按班级随机分为蜂胶防龋组（每 2 日服用1 次蜂胶防龋口胶）、木糖醇口胶对照组（每 2 日服用 1 次木糖醇口胶）和空白对照组（不服用任何药物），连续观察 2 年，结果蜂胶防龋组的患龋率、龋均、龋面均明显低于木糖醇对照组和空白对照组，表明蜂胶防龋口胶有明显的防龋作用。

问 **食用蜂胶是否能治疗牙周病？**

答 牙周病是发生在牙齿周围支持组织的病，造成牙龈、牙槽骨、牙周膜等多方面的破坏，引起牙龈炎症，导致出血、牙周袋形成、牙槽骨吸收及牙齿松动和移位，是导致成人牙齿缺失的主要原因。牙周病一旦确诊，其病变是不可逆的。目前，牙周病治疗手段主要是控制炎症从而阻止疾病发展，而促进牙周组织再生则有较大难度。牙周病的主要致病原因是革兰氏阴性厌氧菌群失调，其致病菌主要有牙龈卟啉单胞菌、伴放线放线杆菌和具核梭杆菌。

蜂胶能有效预防牙周病的发生，减轻炎症、牙龈出血和疼痛，有利于牙周病的康复。蜂胶具有良好的抗菌活性，对多种口腔疾病均有良好的预防、治疗作用，在口腔保健方面也有一定应用，比如蜂胶漱口水。近年来，漱口水由于其使用方便、清洁效果好等特点，被越来越多的消费者使用。以蜂胶为功效成分的蜂胶漱口水成为消费者追捧的热点产品，蜂胶口腔喷雾剂也是口腔护理的常用制剂，具有使用方便、携带便利等特点。牙膏是人们每日需要使用的口腔清洁护理用品，因而蜂胶牙膏也是蜂胶在口腔保健中最常见的使用形式。

079
吃蜂胶能抑制糖尿病？

问 食用蜂胶是否能治疗糖尿病？

答 糖尿病不仅发病率高，而且并发症多，可引起心、脑、肾、眼、神经、血管、消化等全身多器官和系统的慢性疾病，死亡率仅次于肿瘤和心血管疾病，已成为目前威胁人类生命的第三大类疾病。下面介绍一下蜂胶在降血糖方面的研究进展。

不同地理来源的蜂胶因胶源植物不同，其黄酮、酚酸及萜类化合物含量差异较大，但总体上均具有良好的降血糖作用。

有关中国蜂胶和巴西蜂胶对链脲佐菌素诱导的 1 型糖尿病大鼠影响的研究发现，中国蜂胶和巴西蜂胶均能显著抑制糖尿病大鼠体重的下降及血糖的升高。实验发现中国杨属 117 型蜂胶胶囊具有改善 2 型糖尿病大鼠血糖、调节脂代谢及提高机体胰岛素敏感性的作用。

糖尿病肾病是糖尿病患者最重要的并发症之一，目前已成为终末期肾脏病的第二大病因。由于糖尿病肾病引起的代谢紊乱极其复杂，治疗过程相当棘手，因此及时防治对于糖尿病肾病的延缓具有重要意义。科学家用蜂胶水提物和醇提物给四氧嘧啶诱导的糖尿病瑞士白化小鼠按每天 50mg/kg 的剂量连续注射 7 天，结果发现空泡化细胞数明显减少，空化程度降低，提高了糖尿病小鼠的脂肪酸代谢自我修复能力，证明蜂胶能有效降低糖尿病对肝肾的损伤，这可能与蜂胶的抗氧化作用与解毒作用有关。

080
胃不舒服可以吃蜂胶吗？

问 蜂胶对胃病有什么作用？

答 胃自贲门开始，止于幽门，分为胃底部、胃体部、贲门部、幽门部（分为幽门窦和幽门管）四部分。胃炎就是胃壁，特别是胃黏膜层发生的广泛性或局限性炎症。2014 年，姚海春等发表在《中国蜂业》期刊上的文章《蜂产品治疗胃部疾病作用机理探讨》里对胃病的病因机理、蜂胶对胃病的作用机理进行了综述。

胃病的病因病机方面：急性胃炎包括外因所致的急性单纯性胃炎和急性腐蚀性胃炎。慢性胃炎是指不同病因引起的胃黏膜慢性炎症和萎缩性病变，常见的有内因所致的浅表性胃炎、萎缩性胃炎、肥厚性胃炎，或某种疾病、药物与手术等引起的继发性胃炎。随着年龄的增长，萎缩性病变的发生率逐渐增高。胃炎的发病诱因多为长期饮浓茶、烈酒、咖啡，吃过冷、过热、过于粗糙的食物，导致胃黏膜反复损伤；或长期服用非甾体抗炎药，如阿司匹林等，抑制了胃黏膜前列腺素的合成，破坏了黏膜屏障；或由自身免疫性疾病、幽门螺杆菌感染所致。临床症状无特异性，大多数患者无症状，或有程度不等的消化不良症状，如上腹隐痛、食欲减退、饭后饱胀、反酸恶心等，严重者可导致贫血消瘦、腹泻等。

蜂胶对胃病的作用机理方面：蜂胶具有良好的成膜性，能在胃黏膜表面形成一层不能渗透的络合物保护膜。蜂胶中含有黄酮类化合物及多种酶类等生物活性物质,具有止血止痛、改善局部血液循环、恢复受损细胞活力和促进受损溃疡面组织更新修复的作用。蜂胶可能降低了胃壁细胞、主细胞的泌酸功能,使溃疡区黏膜自身消化作用减弱。蜂胶在肠道内只抑制和杀灭有害病菌而不伤害有益细菌,能保护和恢复肠道有益菌群平衡。蜂胶能与炎症渗出物和黏蛋白络合形成复合体,包绕致病菌使之失去贴附上皮细胞的能力并将其杀灭,其中含有的松属素、柯因、高良姜素等具有很强的抗幽门螺杆菌活性。

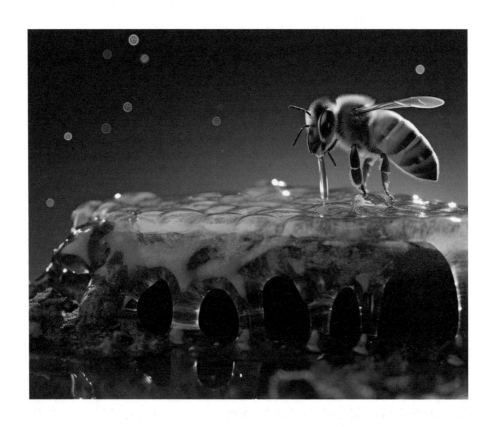

081
蒸、煮、煎、炸，哪种烹饪方式更有营养？

问 我们平时烹调的时候，通常会用蒸、煮、煎、炸等方式，这些方式会保留或损失食物的哪些营养成分？

答 第一方面是就食物本身来讲。所有的食物都需要经过胃来分解，通过蒸、煮、煎、炸等方法把食物由生变熟的过程，增加了分解的概率。这几种方法在保留食物的味道、形状、颜色的同时，在高温烹调的情况下使蛋白质、脂肪等也得到了充分分解，更易于人体吸收。其实，所谓"适宜"的烹调法，除了必须考虑食物的特性、适口性之外，还要考虑营养素的保留、流失及身体可利用率等。一般而言，从营养素保留的角度来看，蒸、煮、炖等烹调法较佳，相对地煎、碳烤、油炸等较不适宜。但是，每种食物还是要选择适合的烹调方法，才能达到好吃又营养的目的。

第二方面是针对不同的人群来讲。儿童吃油煎鸡蛋就不太适合，因为儿童的脾胃比较弱，煎鸡蛋难以消化，蒸鸡蛋更容易消化。年轻人喜欢煎、炸肉类，这些方式能够提供更高的能量，提供的身体所需的蛋白质也更多。总结来说，蒸、煮的烹调方式更适合老年人和儿童，煎、炸的烹调方式更适合年轻人。食物的烹饪方式要因人而异，需要从年龄、体质状况，以及当天的活动量等多方面综合考虑。

082
喝汤时到底吃不吃汤底肉？

问 好多人认为在煲汤的时候的营养都到汤里去了，汤里的肉就可以不吃，这种说法对吗？

答 这种观点是不对的。虽然肉里面分解的芳香化合物和大量的脂肪进入到汤中，但汤中的蛋白质含量远不及肉本身。肉类是由肌肉纤维构成的，虽然汤很有营养，但并不等于说肉就没有营养。同时，喝汤的习惯在季节、地域上也有差异，夏季需要多补水，更应多喝汤，在我国南方地区的人们更喜欢煲汤。

总结来讲，不管是汤还是肉，都含有人体所需的营养。汤和肉各有千秋，建议大家既要喝汤也要吃肉。

083
苹果到底要不要削皮吃？

问 吃苹果到底要不要削皮？

答 从营养学角度来讲，苹果皮里面含有膳食纤维、多酚、黄酮，还有一些生物活性物质，所以说苹果皮的营养价值比较高，建议苹果洗干净之后要带皮吃。

我们在日常生活中，会看到苹果削皮后马上就会变色，学术上把这种现象叫作褐变，主要的原因是苹果中含有多酚氧化酶。把苹果皮削除后，多酚氧化酶接触氧气，就会发生褐变反应，同时会产生一些褐色物质，所以苹果看起来就变色了。

问 **既然苹果皮有抗氧化的作用，为什么有人主张削掉苹果皮再吃？**

答 主要原因有两个：一是皮不好吃，带着皮吃口感比较粗糙，有点像吃苹果渣的感觉；二是带皮吃会涉及农药残留问题，因为在喷洒农药后，农药会沉积在苹果皮的表面，还有可能会顺着皮渗透到里面去，所以农药施得比较多的话就会造成苹果皮表面有一定量的残留。对于食物可食部位的选择，更多地取决于我们的饮食习惯，在这件事情上也不用太纠结，根据自身的需求来做出选择即可。

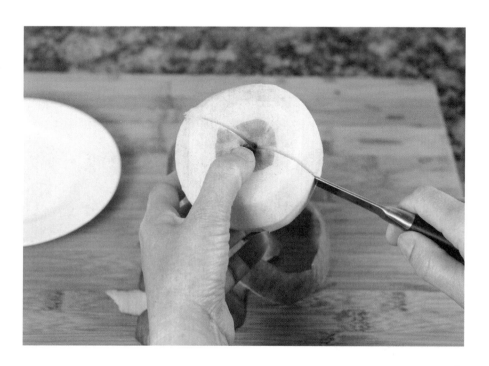

084
富含 γ-氨基丁酸的西红柿到底值不值得买?

问 从营养价值角度来讲，什么样的西红柿营养价值更高?

答 西红柿的营养价值受种植区域和方式的影响，比如百姓在地里种植的西红柿和在温室种植的西红柿的营养价值会有所不同，有的这些营养成分含量高，有的可能是另外一些营养成分含量高。西红柿的营养价值需要综合评判，因此很难直接分出孰高孰低。

近年来，日本培养出了一款营养价值比较高的西红柿品种，采用

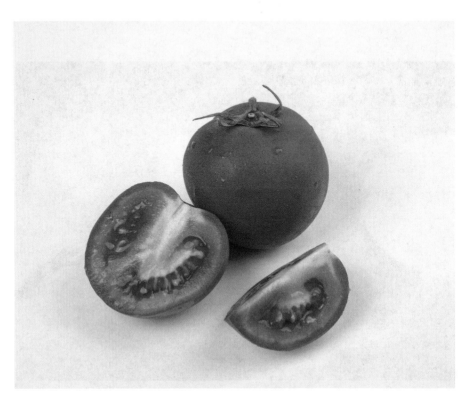

基因编辑技术，对西红柿的基因进行了编辑和改良。在这类西红柿中有一种营养成分叫 γ－氨基丁酸，且含量比较高。

问 γ－氨基丁酸是对人体有一定的保健作用吗？

答 γ－氨基丁酸含量比较高的西红柿，有助于抑制血压的上升。因为有健康功效，这类西红柿的价格比较贵，大约为 80 元 /500 克，相当于普通西红柿价格的 15~20 倍。随着老百姓对健康越来越关注，这类有高附加值的优质产品需求也越来越多。更多的食物通过育种的技术，使得某种营养素的含量增高，从源头来强化营养。

085
怎样吃对鸡蛋？

问 在鸡蛋中，有蛋清（蛋白），还有蛋黄，这两者哪个更有营养呢？

答 从营养成分上来说，蛋黄的营养成分更多一些，更全面一些。

问 在外面吃早餐时，有时会看到有人将鸡蛋的蛋黄扔掉，这是什么原因呢？

答 这个现象有两个方面的原因。第一，蛋黄的口感有很多人不喜欢；第二，更重要的原因是好多人害怕里面的胆固醇含量过高。大家现在对健康，特别是对心脑血管健康非常关注，越来越多的人选择低胆固醇的食物。人们普遍认为蛋黄中的胆固醇含量比较高，但这方面的担忧是没有必要的，因为一个鸡蛋中的胆固醇含量不到 300 毫克，而 300 毫克正好是《中国居民膳食指南》推荐的胆固醇

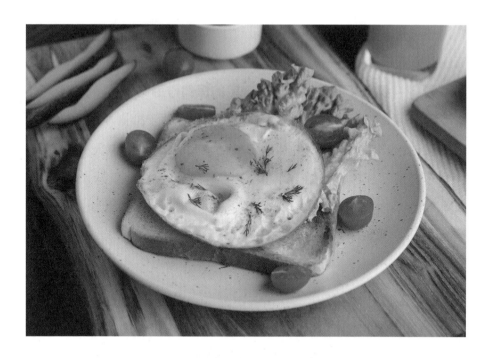

摄入限值，我们每天吃一颗鸡蛋并不会超过胆固醇限值。

问 **我们是否可以每天吃两个或三个鸡蛋？一天到底吃多少个鸡蛋比较合适？**

答 每个人都有个体差异性，健康人群偶尔吃两三个鸡蛋影响不大，如果你已经患有心血管疾病，如高脂血症等，建议不要每天吃两三个鸡蛋，一个鸡蛋就足够，因为鸡蛋中的胆固醇是外源性胆固醇，如果摄入超过 300 毫克的限量，对我们的心血管会造成一定的危害。

在正常情况下，吃一个鸡蛋还是非常有必要的。鸡蛋中不仅含有胆固醇，还含有能预防心血管疾病的物质——卵磷脂，如果我们舍弃了鸡蛋里的胆固醇，同时也舍弃了卵磷脂，而卵磷脂恰好可以预防胆固醇的升高。总结来讲，我们推荐大家每天吃一个鸡蛋。

086
营养强化鸡蛋吃起来安全吗？

◎ 有种 ω–3 多不饱和脂肪酸强化鸡蛋，是鸡吃了相应的饲料后产出来的蛋，这样的生产流程能够保证食品安全吗？

答 生产这种鸡蛋时，首先调整蛋鸡的饲料，让蛋鸡吃得更健康，这样它产出来的蛋营养价值更高，通过这样的方式去调整鸡蛋的营养成分。

有关标准规定了每100克的 ω–3 多不饱和脂肪酸强化鸡蛋中 ω–3 多不饱和脂肪酸的含量需 ≥ 300 毫克。规范和引导富含 ω–3 多不饱和脂肪酸食品的生产、消费有着重要而深远的意义。这种营养强化鸡蛋的生产经过了很多的科学实验和调研，不会影响鸡蛋的品质。

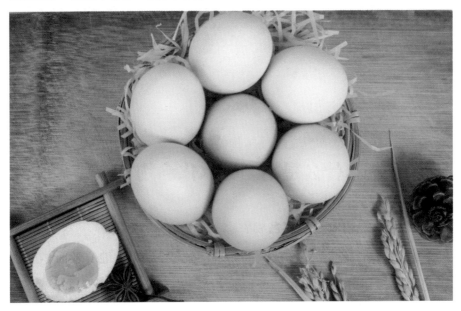

问 除了 ω–3 多不饱和脂肪酸强化鸡蛋，ω–3 多不饱和脂肪酸
强化食物还有哪些？

答 目前这种技术还在猪肉上有所应用，同样有相关的行业
标准。

087
碳水化合物是糖吗？

问 碳水化合物是糖吗？

答 碳水化合物就是糖。糖类化合物由碳（C）、氢（H）、氧
（O）三种元素组成，分子中 H 和 O 的比例为 2：1，与水分子的
比例一样，故被称为碳水化合物。糖是人类食物的主要成分，占食
物总量的 50% 以上。糖类最主要的功能是提供能量，人体所需能量
的 50%~70% 来自糖。一般来说，我们吃的主食大米、白面等都是
碳水化合物。

088
什么是精制碳水化合物？

问 什么是精制碳水化合物？

答 对精制碳水化合物最简单的解释就是精加工过的米面。上了
年纪的人都知道，以前煮饺子怕漏、怕粘锅，那时候的面粉比较黑，

吃着口感比较粗，后来出现了价格相对贵一些的饺子粉、高筋粉，做出的饺子怎么煮都不会漏，到今天市面上几乎所有的普通面粉都被高筋粉、饺子粉取代，这些高筋粉、饺子粉就是精制碳水化合物。精制碳水化合物的产生是对淀粉进行了深加工处理，去除了谷物中原有的麸皮和胚芽，只剩下白色的淀粉，可问题在于谷物的麸皮和胚芽中几乎包含了全部的营养成分——纤维素、B 族维生素、矿物质及维生素 E 等，而淀粉部分所提供的只不过是糖和少量的蛋白质。与糙米、全麦面粉相比，白大米、高筋粉、饺子粉中矿物质、维生素和纤维素的含量少 80%~90%。

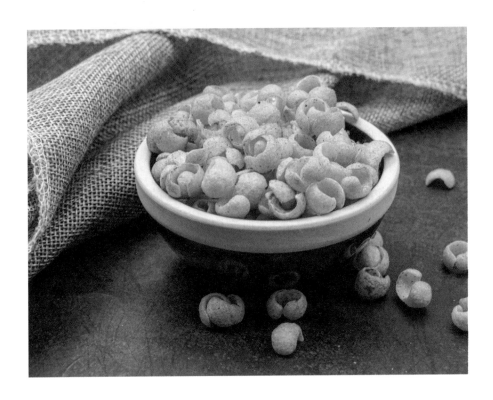

089
为什么说精制碳水化合物是"不良"食品?

问 为什么说精制碳水化合物是"不良"食品?

答 所谓不良就是不利于健康,长期大量吃精制碳水化合物,也就是高精制碳水化合物、高糖饮食,不利于我们的身体健康。第一,它们提供的热量很多,但营养却非常少,而低热量、高营养的食物才是通往健康与长寿所需要的。第二,精制碳水化合物饮食中含有的纤维成分少,过于精细,吃下去后营养在小肠很快被吸收入血,很快会升高血糖,这就要求胰岛要迅速分泌胰岛素来降低血糖,对于胰岛来说是一个巨大的挑战,长此以往,会导致胰岛功能障碍,甚至衰竭。

高精制碳水化合物、高糖饮食与当前的高胰岛素血症、高甘油三酯血症、低高密度脂蛋白血症、高血压、腹型肥胖、非酒精性脂肪性肝病、高尿酸血症等代谢综合征,自主神经功能紊乱,以及包括多囊卵巢综合征和睾酮水平下降等激素失调的病症密切相关。不仅如此,这种饮食方式还会降低血管内皮功能,从而引发心血管疾病,诱发老年痴呆、癌症,以及其他慢性并发症,是目前造成慢性疾病大流行的最臭名昭著的原因之一。

090
什么是复杂的碳水化合物？

问 什么是复杂的碳水化合物？

答 复杂碳水化合物是指那些富含纤维、低糖的碳水化合物，简单来说，就是吃起来不甜或者不怎么甜的那些食物，如豆类、谷物、芋头和土豆，这样的食物被定义为复杂的碳水化合物，主要成分是含有 3 个以上葡萄糖分子的多糖。

091
竟然还有空热量食物？

问 竟然还有空热量食物？

答 之前国际营养界出现了一个新名词，不知道大家有没有注意过，叫空热量食物。空热量食物是指热量高，而基本维生素、矿物质量少或缺乏的食物。空热量食物往往具有两大特点：一是含有大量的精制碳水化合物、大量的糖分或其他甜味剂；二是含有大量的脂肪和油。主要食物包括蛋黄酱、饼干、法式薯条、薯片、表面炸面包屑较多的鸡米花、蛋糕、比萨等。空热量食物不仅使人能量过剩，缺乏必需营养素，还因其常常隐藏在加工食品与快餐中不被人们注意而带来更多的健康问题，成为导致肥胖、高血压、心脏病等人类健康问题的重要因素之一。但就是这些空热量食物，已成为我们日常生活必备品，成为很多孩子和成人的最爱。

092
果糖有害健康吗？

问 果糖有害健康吗？

答 在我们身体中，果糖消化、吸收及代谢的机制不同于葡萄糖，不会使血糖升高，它的代谢也不依赖于胰岛素，而是以一种独立于胰岛素的方式在无钠的环境里进入细胞。在高剂量下，它会成为不受控制的碳前体，进入肝脏后会促进肝脏中甘油三酯的合成，增加内脏脂肪的沉积。这个过程会降低高密度脂蛋白（HDL）、升高低密度脂蛋白（LDL），这种变化可能是导致血脂代谢异常的原因；会促进细胞因子的产生及释放，使炎症水平升高；会增大胰岛素抵抗的发生率。国外有关这方面的研究很多，在一项有 559 个 14~18 岁青少年参加的对果糖摄入量的研究中发现，果糖能够增高收缩压、空腹血糖、胰岛素抵抗和 C 反应蛋白水平，增加内脏脂肪累积。

这里我们要注意，我们所说的这些对机体健康的危害是有前提条件的，就是高剂量，所以现在说的果糖的危害指的是人工合成、我们自然界中原本不存在的各种果糖，比如高果糖玉米糖浆、糖精、三氯蔗糖等引起的，而非水果中的果糖。

093
水果中的果糖对健康有什么影响？

问 水果中的果糖对健康有什么影响？

答 我们常说果糖对健康有害，那有人可能会问，水果中不是也含有果糖吗？水果中的果糖对于健康是有益的还是有害的？以水果形式摄入的果糖是天然形式的，浓度小，同时水果中含有纤维素、矿物质、维生素，是全营养状态，吸收速度较缓慢，对人体是有益的，与人工合成果糖不能等同。现在很多人在讲果糖的危害，这里大家一定要注意，果糖有危害不是指水果中的果糖，而是各种人工合成果糖。

094
食品甜味剂阿斯巴甜是什么？

问 食品甜味剂阿斯巴甜是什么？

答 阿斯巴甜是一种非碳水化合物类的非营养甜味剂，也是食品中常见的人造甜味剂，甜度为蔗糖的 180 倍。1981 年经美国食品药品监督管理局（FDA）批准用于干撒食品，1983 年被允许配制软饮料后在全球 100 余个国家和地区被批准使用，我国于 1986 年批准其在食品中应用。

阿斯巴甜常在糕点、饼干、面包、饮料、巧克力、糖果、配制酒等食品，雪糕、冰棍等冷饮制品，以及乳制品、保健食品等几千件产品中作甜味剂，包括儿童服食的维生素片、钙片，每年的销售额多达 10 亿美元。

阿斯巴甜在人体胃肠道酶的作用下迅速被分解为 3 类物质：10% 的甲醇、40% 的天冬氨酸、50% 的苯丙氨酸。现在有两种声音，一种认为由于食物中阿斯巴甜的用量极低，是毫克级，代谢所产生的极微量的甲醇，以及较低量的天冬氨酸、苯丙氨酸，一般不会对人体产生重大影响，不至于危害人体；另外有一种声音认为它对我们的健康有害，因为甲醇是一种神经毒素，具有致盲性，会被分解成甲醛，甲醛是一种致癌物质，会被多种身体的组织吸收，继而被氧化成甲酸，以甲酸形态在体内停留时间最长。大家注意了，甲酸又称蚁酸，是一种毒素，由红火蚁或蜜蜂分泌，透过蚁咬或叮刺来作防卫及攻击。天冬氨酸和苯丙氨酸是两种氨基酸，日常饮食中也含有这两种氨基酸，但它们并非呈游离状态，而是依附于其他蛋白质，经身体消化后，互相制衡，影响较温和，但在代糖中以添加剂的游离状态进入人体时，

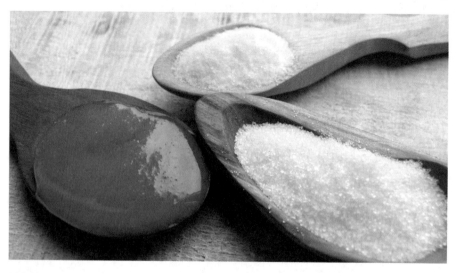

会严重刺激、破坏神经元。我们现在讨论的不是甜味剂对机体的短期危害，而是持续使用后对于我们健康的影响。

095
食品甜味剂会使体重增加吗？

问 食品甜味剂会使体重增加吗？

答 人工甜味剂的开发初衷之一是为了减肥，但是当甜味剂被人体吸收后，实际上会导致热量的摄入量增加，促进脂肪的增长，其原因之一可能是某些合成化学物影响了体内激素含量，削弱了我们自身的体重调控系统，减缓了新陈代谢，却增进了食欲。美国某癌症协会对 8000 名妇女进行了长达 6 年的跟踪研究，最后得出结论，在体重增加的女性中，食用人造甜味剂的女性增长的体重大于未曾食用甜味剂的女性增长的体重。

甜味剂存在于我们日常的食品和饮料中，从番茄酱到非酒精性饮料，从饼干到面包，无处不在。我们每天通过各种饮食吃到身体里的这些甜味剂累积起来是一个不小的剂量，而且我们是每天都在摄入，经过 10 年、20 年、30 年，对于我们机体有怎样的不利影响？对我们的孩子、对我们自己未来的健康有怎样的影响？

长期吃这些含有甜味剂的食物，我们的味蕾会变得迟钝、不敏感，不愿意再去吃口味淡的食物，不愿意再去喝白水，会觉得没有滋味，喝不下去，但如果一段时间内不吃这些食物，让我们的味蕾慢慢恢复敏感，再吃这些食物时会发现它们太甜腻，吃了会不舒服。

096
反式脂肪酸对健康有影响吗?

问 反式脂肪酸对健康有影响吗?

答 我们都知道一个常识,那就是植物油是液态的,动物脂肪是固态的。在食品加工过程中,液体油不方便运输、使用。反式脂肪酸产品出现于 20 世纪早期,在食品生产过程中,植物油在金属催化剂的作用下被高压氢气加热,氢原子组合到脂肪酸的双键上,这一过程我们称之为氢化,产生的脂肪酸被称为反式脂肪酸,在常温下呈固态,便于使用。同时不饱和键被完全饱和化,分子结构被加强、抗氧化性增加、酸败期延长,延长了产物的使用期限。

反式脂肪酸对健康没有任何生理益处,还会增加患冠心病和胰岛素抵抗的风险。反式脂肪酸由于其反式结构的重建和特征性顺式结构的丧失,变成了无功能结构,不能被我们体内的酶或转录因子识别。细胞膜中如果组合大量的反式脂肪酸可能对细胞膜的结构、功能和信号传导产生不利作用,比如干扰细胞膜的流动性,影响正常的胰岛素受体的信号传导,等等。研究发现,反式脂肪酸对脂蛋白的结构有不利影响,食用反式脂肪酸能增高血浆 LDL 水平、降低 HDL 水平,增加冠心病的发病率;可扰乱多种激素和凝血因子的产生而干扰正常的必需脂肪酸代谢,从而影响机体的整体代谢过程。实验和流行病学数据表明,反式脂肪酸可能会导致肥胖、引发胰岛素抵抗和 2 型糖尿病。由于反式脂肪酸在食品中的大量使用,在人体的脂肪组织中已经发现它的存在。

097
反式脂肪酸存在于哪些食品中？

问 反式脂肪酸存在于哪些食品中？

答 反式脂肪酸存在于哪些食品中呢？冰激凌、奶油蛋糕、饼干、巧克力、蛋黄派、法式薯条、薯片等越美味、口感越好的食品中越含有这种物质。在食品行业中，反式脂肪酸有很多别名，我们要有所了解，不要让它们蒙混过关。它的别名包括精炼植物油、植物黄油、植物奶油、人造黄油、人造奶油、人造脂肪、人造酥油、植物酥油、

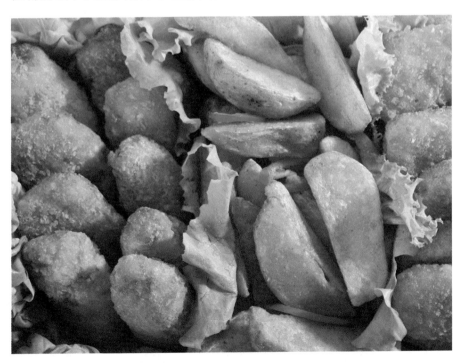

植脂末、奶精、起酥油、代可可脂、氢化植物油、氢化菜油、氢化棕榈油、固体植物油、固体菜油等名称。总结一下，冰激凌、奶油蛋糕、饼干、巧克力、蛋黄派等各种膨化食品既是空热量食品又含有大量的反式脂肪酸，同时含有大量的甜味剂，除了带给我们高热量，满足我们的味觉需求以外，没有其他益处，甚至给我们的健康带来很多的隐患，所以为了健康，要告诫我们自己、我们的孩子远离这些食品，远离反式脂肪酸。

098
植物化合物如何影响我们的健康？

问 植物化合物如何影响我们的健康？

答 植物在自然界中生长，不可避免地受到阳光、害虫、叶枯病等的危害，必须要有自保机制及工具来对抗恶劣环境，它们分泌的各种化合物就是这种自保机制的工具，比如番茄红素、姜黄素、花青素、白藜芦醇等我们熟悉的名称。这些植物化合物能影响植物细胞外的物质与基因特定区沟通的方式，在植物中作用并彼此影响，是植物的自我防护组成。各种植物类食物，包括从植物萃取的植物性药物，是在用不同的方式调节激酶系统以影响植物运作。就对单一激酶的影响力来说，植物化合物不如激酶抑制药物大，所以作用不会像药物那样强，但植物营养素会影响多种激酶，并且效果温和。当我们食用这些植物时，可以获得植物演化后内建的保护力，因此有学者比喻，食物中的植物化合物是通过轻声细语地与基因"说话"，传递所需讯息，调控基因的表达，使细胞功能保持稳定，达到良好健康状态的。

现在人们普遍认为植物化合物对于人体可能的作用机制包括抗炎、减少氧化应激、增强肝脏解毒能力、调节细胞信号通路及维持血管功能，可用于减少慢性疾病的发生并维持健康。例如，我们多吃西蓝花、大白菜或者大蒜等蔬菜，可上调体内谷胱甘肽的水平，增强肝脏解毒功能。当然，彩色水果和蔬菜中还含有多种植物化合物，可以帮助我们解毒。

099
为什么选择有机食品？

问 为什么选择有机食品？

答 有机食品是国标上对无污染天然食品比较统一的提法，是无污染、无公害、源于自然的天然食品。首先，有机种植的前提是不使用任何杀虫剂、化肥及除草剂，所以没有这些物质的残留；其次，植物在生长过程中，免不了受到紫外线、害虫、叶枯病等的危害，必须要有自保机制及工具来对抗恶劣的环境，植物化合物是植物自己制造的化学物质，就是这种自我保护机制的工具，用以抵抗恶劣环境，维持生长。我们比较熟悉的姜黄素、花青素、白藜芦醇、番茄红素等都是植物化合物。植物必须自立自强，面对环境中的各种威胁，压力越大就会制造出越多的植物化合物，因此有机绿色蔬菜水果含有的植物化合物更多，我们吃起来口感更好，也就是西红柿更有西红柿的味道，黄瓜更有黄瓜的味道。

现在随着科技的发展，我们已经很容易通过各种手段使庄稼高产，但一个日益严峻的问题展现在我们面前，那就是高产庄稼的营养含量在显著下降。这是一个全球性的问题，美国和英国的相关数据表明，庄稼中的营养元素与50年前相比下降了很多，铁、钙、硒、锌含量下降超过两位数；有关小麦、玉米、西蓝花的研究发现，现代高产品种中的矿物质水平通常低于低产品种中的矿物质水平，高产西红柿中维生素C及番茄红素的含量都更低。举个最简单的例子，我们在生活中会发现西红柿、黄瓜越来越缺少我们记忆中的味道了，这是因为里面植物化合物的含量大幅减少了。

有机食品比高产食品的营养物质含量更高，不仅仅是植物化合物，维生素和矿物质的含量也更高，同时对我们身体有害的成分，如残留的农药等，含量更低。

100
健康饮食的基础是什么？

问 健康饮食的基础是什么？

答 健康饮食的基础是最大限度保留食物营养，最大限度减少人工合成添加剂的摄入。最大限度保留食物营养有以下几个原则：选择有机和当地种植的食材；提高食物的多样性，最大限度获得植物营养素、维生素和矿物质的摄入；避免食用高热量的水果和蔬菜，以及过度烹调；不要吃微波食品；食物要贮存在密闭、黑暗的容器中，以减少氧化反应，尤其是含油的食物（如坚果等）；人工合成添加剂包括各种食品添加剂，无论是人工甜味剂、着色剂、抗氧化剂、乳化剂，还是稳定剂、调味剂、防腐剂等，都要尽量减少摄入，最简单的评估方法就是看你在超市购物车里放的是树上结的、地里长出来的天然食材多，还是饼干、面包、饮料等各种零食多，我们一定要选择新鲜、完整、未经加工的食品，这是健康饮食的基础。

101
吃西蓝花抗癌是智商税吗？

问 吃西蓝花能抑制肿瘤吗？

答 早在 20 世纪 80 年代，就有流行病学研究表明，十字花科蔬菜含有多种对人体健康有益的功能物质，能有效降低癌症发病率。而西蓝花就是来自十字花科的"蔬菜皇冠"，美国《时代》杂志将其列为十大健康食品之一，日本的一家癌症研究中心发布的"抗癌蔬菜排行榜"中，西蓝花也名列前茅。在欧美各国都有"常吃西蓝花，不易患癌症"的说法，但可能很少有人知道这种说法的科学依据。其实，真正抗癌的是西蓝花中所含的一种物质——萝卜硫素（SFN）。1992 年，美国约翰斯·霍普金斯大学的教授 Paul Talalay 从西蓝花中提取出了 SFN，并证明 SFN 是 Ⅱ 相解毒酶的诱导剂，从科学上提供了西蓝花抗癌的证据。这项研究刊登在《纽约时报》上，引起了全世界的关注，这一发现被评为"20 世纪 100 大科学发现之一"。随后的研究证实，SFN 通过激活机体 Nrf2 信号通路来上调多种抗氧化酶、解毒酶等，从而阻断癌症的发生发展。SFN 是迄今为止人类在可食植物中发现的性价比最高的癌症化学预防剂，对前列腺癌、乳腺癌、肺癌、肝癌等几乎所有癌症都有显著的预防作用和良好的治疗效果。

实际上，真正普通的西蓝花花球中所含的 SFN 是极少的，正常普通的食用西蓝花花球其实是起不到真正的抗癌作用的。SFN 不稳定，在西蓝花中以前体形式萝卜硫苷（GRA）存在，真正具有丰富 GRA 的是西蓝花种子和西蓝花芽苗。据 1997 年 Paul Talalay 教授的研究成果，西蓝花花球的 GRA 含量只有同品种西蓝花种子和西蓝花芽苗的 1%~10%，并且不同品种的西蓝花中 GRA 含量差异巨大，市面上用于培育芽苗的西蓝花种子中的 GRA 含量平均约为 1.9%，而

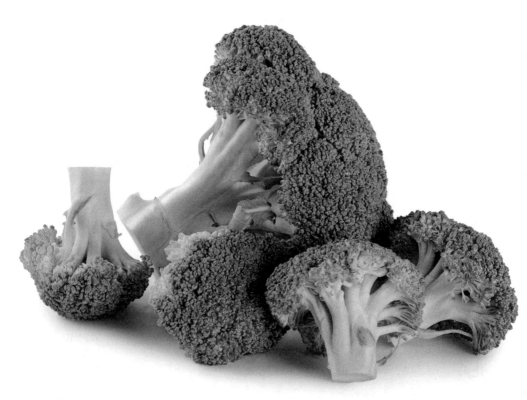

经过定向培育的西蓝花种子中的 GRA 可达 3.8%~5.0%。根据对已有临床试验结果的整理，我们认为每日食用 100 克西蓝花芽苗（GRA 含量为 200 毫克 /100 克）即可达到良好的效果，而要摄入同样多的 GRA，则需要食用 2 千克的西蓝花花球。所以，要补充 SFN，只吃西蓝花花球是不够的，定向培育的高 GRA 西蓝花种子和西蓝花芽苗才是更好的选择。

102
如何科学地食用西蓝花芽苗？

问 **怎样吃西蓝花芽苗更科学？**

答 西蓝花芽苗是指专用西蓝花种子发芽后 1~7 天形成的离土微小植株，因其富含活性物质萝卜硫素（SFN）的前体物质萝卜硫苷（GRA）而作为一种高端食材在经济发达国家盛行。据查西蓝花芽苗最早商业化是在 1980 年，1997 年 Talalay 教授发现西蓝花芽苗中的 GRA 含量最高可达相应成熟西蓝花蔬菜的 100 倍，在欧美国家引起西蓝花芽苗消费热潮，一度导致西蓝花种子脱销。到了 2001 年，日本有公司推出超级西蓝花芽苗，销量持续上升。西蓝花芽苗在我国还没有实现规模化生产，但已经有企业在为之努力。

在吃西蓝花芽苗时：①建议生吃，因为高温会破坏西蓝花芽苗里的酶，这个酶会将 GRA 转化成 SFN；②充分咀嚼，咀嚼会破坏芽苗细胞，使 GRA 和酶充分接触，产生更多的 SFN；③如果芽苗已被打碎加工成青汁或奶昔等形式，请及时享用，因为 SFN 不稳定；

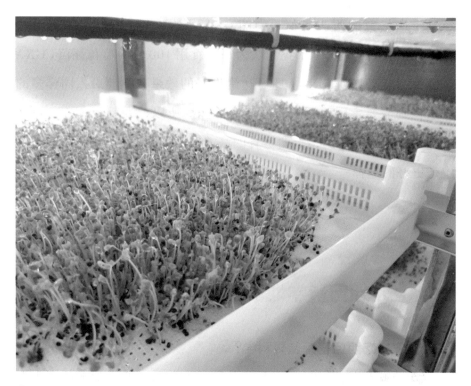

④如果不能接受生吃的味道，可以烫涮几秒后食用，还可搭配少许芥末食用。

西蓝花芽苗口感轻盈，鲜嫩多汁，可根据个人喜好加工成各种各样的美食。

103
十字花科蔬菜的营养价值有哪些？

问 十字花科蔬菜对人类营养健康有哪些贡献？

答 十字花科蔬菜是我国栽培最广泛、食用量最多的蔬菜，播种面积占蔬菜种植总面积的 40%，是老百姓餐桌上必不可少的美味，是丰盈我国"菜篮子"的主要产品。

按照生物学特征和栽培技术要求分类，十字花科蔬菜可分为以下几类：

根菜类蔬菜：萝卜、大头菜、芜菁、芜菁甘蓝等。在我国栽培最广的有萝卜和胡萝卜，其次为大头菜、芜菁甘蓝和芜菁。

白菜类蔬菜：包括大白菜、普通白菜、塌菜、菜心、紫菜薹、菜苔、分蘖菜等，中国各地普遍种植。

甘蓝类蔬菜：包括青花菜（西蓝花）、结球甘蓝、羽衣甘蓝、抱子甘蓝、芥蓝等。

芥菜类蔬菜：包括根芥、茎芥、叶芥和薹芥 4 大类，16 个变种。

其他蔬菜：豆瓣菜、芝麻菜、荠菜、诸葛菜、独行菜等。

十字花科蔬菜含有丰富的营养素，食用价值高，维生素含量丰富，如维生素 A、维生素 C 等；富含矿物质，属高钾低钠食品，是钙和铁的重要来源，可调节人体的酸碱平衡；部分蔬菜蛋白质含量较高，如鲜豆类、菌类和深绿色叶菜；脂肪含量很低；富含膳食纤维。十字花科蔬菜还含有一系列对人类健康有益的活性物质：

异硫氰酸盐：具有抗癌作用，其中西蓝花芽苗中富含的萝卜硫素是迄今为止蔬菜中发现的最强抗癌成分。

黄酮类化合物：具有抗氧化、抗炎、抗癌、保护心血管及肝脏、调节雌激素水平等作用。

叶酸：具有治疗巨幼细胞贫血、预防发育畸形、抗肿瘤、保护心血管和调节神经系统的功效。

类胡萝卜素：最常见的维生素 A 补充剂。

部分十字花科蔬菜还可用作食疗：

萝卜食疗：中医学认为，萝卜可消积滞、化痰清热、下气宽中、解毒，主治食积胀满、痰嗽失音、吐血、衄血、消渴、痢疾、偏头痛。

白菜食疗：白菜类蔬菜可主治肺热咳嗽、身热、口渴、胸闷、心烦、食少、便秘、腹胀等病症。

甘蓝食疗：新鲜的甘蓝汁对胃、十二指肠溃疡有止痛及促进愈合作用，降低病变的概率。

荠菜食疗：芥叶对寒证、咳嗽痰滞、胸膈满闷及肾炎等泌尿系统疾病有疗效。

西蓝花芽苗食疗：《饿死癌细胞》一书中称西蓝花芽苗是顶级排毒食物中的翘楚，有助于肝脏排毒。

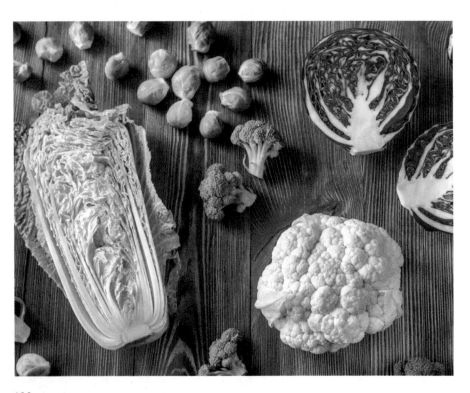

104
孩子长身体的关键期，你注意到了吗？

问 从 2 岁起，孩子步入成长新阶段，尤其是 2~5 岁的学龄前儿童，他们正处在生长发育的关键时期，那么这个阶段的儿童消化系统有什么特点？

答 首先，味觉系统较成人发达。学龄前儿童舌头上感受味觉的味蕾较成人多，对各种味道十分敏感，因此不要为孩子提供高盐、高糖、辛辣刺激的食物，以免损伤和钝化味蕾。

其次，消化食物的能力逐渐接近成人。2 岁后儿童消化吸收蛋白质、脂肪和碳水化合物的能力基本接近成人，因此应鼓励孩子自主进食多样化营养丰富的膳食。

问 3 岁左右，孩子的 20 颗乳牙基本全部长齐了，饮食上有什么需要注意的吗？

答 3 岁儿童 20 颗乳牙已出齐，但乳牙的牙釉质薄，牙本质松脆，换牙也已开始，孩子的咀嚼能力很有限，仅达到成人的 40%，无法完全适应固体食物，因此不能过早改为成人膳食，以免导致消化吸收功能紊乱，造成营养不良。同时，孩子的牙齿咬面窝沟多，应注意口腔清洁，预防龋齿。

问 对于这阶段的儿童，家长还有哪方面需要注意的吗？

答 儿童的小肠黏膜发育较好，吸收能力较强，对铅、镉等有害重金属元素的吸收能力比成人强，特别是在空腹或缺乏钙、铁、锌、维生素 C 等营养素时，孩子对铅、镉等有害重金属元素的吸收增加。

　　孩子的肝脏解毒能力相对于成人来说较差，即使是轻微的铁、锌缺乏，也可能发生铅中毒。因此，家长和看护人应给孩子提供富含铁、锌且营养均衡的膳食，还要经常清洗孩子的手、奶瓶和玩具，减少孩子接触铅、镉等重金属元素的机会。

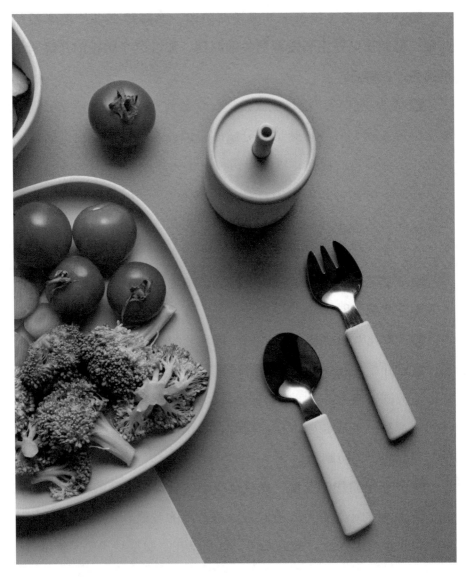

105
谈饮食前，需要了解哪些知识？

📖 学龄前儿童摄入的食物种类和膳食结构已开始接近成人，这一阶段是饮食行为和生活方式形成的关键时期。这时候儿童的心理行为发育有哪些特点？

答 第一，独立性不断增强。大多数儿童在 3 岁前日常行为能力已较完善，逐步建立自己的生活规律，能用语言表达身体需求，能够有效使用各种餐具，且可以坐在餐桌边与成人一起吃饭。

第二，好奇心强。孩子们表现出很强的探索欲望，因而对食物有广泛的兴趣。部分儿童会表现出对食物的特殊偏好，只要他选择的是健康食物，不用刻意纠正。

第三，模仿能力强。父母和养护人是孩子模仿的主要对象。通过观察成年人和其他儿童进食并与他们互动，孩子们很快就能学会进食规则及餐桌礼仪。因此，父母和养护人进食的方式、进食的偏好、对孩子进食的控制等均可对孩子的进食行为产生很大影响。

📖 这时候容易养成哪些不健康的饮食生活方式？

答 孩子的注意力容易分散，进食不够专注。即使到 5~6 岁，孩子的注意力也仅能持续约 15 分钟。注意力容易分散是其正常的行为特征，因此孩子在饮食行为上会表现出进餐不专心，吃饭时边吃边玩，进餐时间延长，可能存在因食物摄入不足而导致营养素缺乏的情况，也容易因卫生习惯不好而出现腹泻等消化功能紊乱表现，进而导致营养不良。

孩子的饮食自主性增强。父母常常感觉这个年龄段的孩子变得不那么"听话"了，凡事都要"自己来"，在饮食行为上常表现为自我做主，对父母要求自己吃的食物产生反感，甚至厌恶，可能出现挑食、偏食等不良饮食行为，从而导致营养不良。

106
为什么最普通的食物却是最好的营养来源？

问 为什么说天然食物才是最好的营养来源？

答 一般来说，身体最容易吸收来自食物的天然的、分布于其他物质中的营养素，这样的营养素容易被身体吸收和利用。在体内，营养素与其他食物成分相互作用，彼此和谐相处才能发挥最好的作用。

吃天然食物，在生理上对身体是有益的。除了营养素以外，食物还给人带来情感满足并刺激身体产生对健康有益的激素。

问 营养素补充剂要不要吃？

答 营养素补充剂的吸收利用率较高，可以快速改善已出现营养素缺乏的个体或人群的症状，是特殊人群营养素补充的最佳方式。

食物很少引起营养素不平衡或中毒，但是营养素补充剂却很容易做到，剂量越高危险越大。服用纯的营养素补充剂可能会影响营养素之间的作用或干扰对同一时间吃的食物中其他营养素的吸收。

107
幼儿喂养，如何做到食物多样且搭配合理？

问 在《中国居民膳食指南》中，第一条就是注意食物多样。为什么提倡食物多样化？它的好处有哪些？

答 首先，食物多样才能满足人体多样的营养需求。人类需要的营养素有 40 多种，如蛋白质、碳水化合物、脂肪、钙、铁、碘等，这些营养素必须通过食物摄入来满足人体需求。除了母乳可以满足 6 月龄以内婴儿的营养需求外，没有任何一种食物能提供人体所需的全部营养素。不同食物中的营养素及有益膳食成分的种类和含量不同，只有多种食物组成的膳食才能满足人体对各种营养素的需求。

其次，食物多样可刺激食欲。选择五颜六色、不同形态的多种食物组成的膳食除了增加营养价值，还给人视觉、味觉的刺激，激发食欲，可有效增加食物和营养素的摄入量。

另外，食物多样可降低食品安全风险。零风险的食品是不存在的，但当我们吃多种食物时，某些食物中可能存在的有害成分的摄入量也相应减少。

问 怎样吃，才能做到食物多样，合理搭配？

答 第一，增加食物品种。每天选择 5 类食物，每类选择 3~5 种，一天就能吃到 15~25 种食物。同类食物互换是保持食物多样的好办法。例如，米饭和面条可以互换，瘦猪肉、鸡肉、鸭肉、牛肉、羊肉可以轮流吃，鱼、蟹、贝类可以互换，避免每天的食物品种重复。

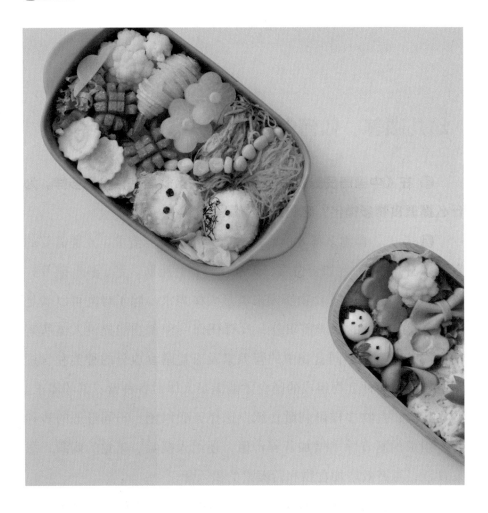

第二，选择多种颜色的食物。五颜六色代表了食物中不同植物化学物质、营养素的特点。我们不需要记住各种食物营养素的具体含量，只要知道一天的膳食要选择多类别、多品种、多种颜色的食物，就能轻松搭配出有益健康的平衡膳食。

第三，"小份"是实现食物多样化的关键。"小份"即每样食物吃少点，食物种类多一点，尤其是儿童用餐，"小份"选择可以让孩子吃到更多品种的食物，营养素来源更丰富。

108
孩子吃果蔬时有什么需要注意的吗？

问 水果蔬菜好吃又健康，我们应该怎样合理选择？

答 蔬菜和水果品种很多，不同蔬菜和水果的营养价值相差很大，选择多种多样的蔬菜和水果搭配，有利于健康。尽量每天吃 3 种以上的蔬菜、2 种以上的水果。

可以重点强调每天吃深色蔬菜和水果，还要注意常吃十字花科蔬菜，比如甘蓝、大白菜、小白菜、萝卜、花椰菜、西蓝花等，以及菌藻类食物。少吃腌菜、酱菜，这类菜含盐量较高，维生素损失较多。

问 孩子每天都要吃水果吗？

答 是的。2~3 岁儿童每天建议吃水果 100~200 克，4~5 岁为 150~250 克。水果是膳食中维生素、矿物质和膳食纤维的重要来源。红色和黄色水果，比如芒果、柑橘、木瓜中胡萝卜素含量较高。枣类、柑橘类和浆果类中维生素 C 含量较高，如猕猴桃、草莓、黑加仑等。

成熟水果所含的营养成分含量一般比未成熟的水果高。水果中含有有机酸，能刺激人体消化腺分泌，增进食欲，有利于食物的消化，还有丰富的膳食纤维，这种膳食纤维能促进肠道蠕动，促进消化。此外，水果中还含有黄酮类化合物、芳香物质、香豆素等植物化学物质，有益于身体健康。

问 挑选果蔬时有什么需要注意的吗？

答 选择新鲜的蔬菜和水果。自然成熟的新鲜蔬菜和水果颜色鲜艳、原汁原味、含水量高、营养素保留完全，未经过多的加工处理，既安全又健康，价格还低廉。

不吃腐烂的蔬菜和水果。蔬菜腐烂后，其亚硝酸盐含量增加，食用后可能导致食物中毒。腐烂的蔬菜水果通常含有有害的微生物或有毒成分，它们会不断从腐烂部分通过汁液向未腐烂部分渗透、扩散，因此不要误认为挖掉了腐烂部分的蔬菜和水果还可以食用。

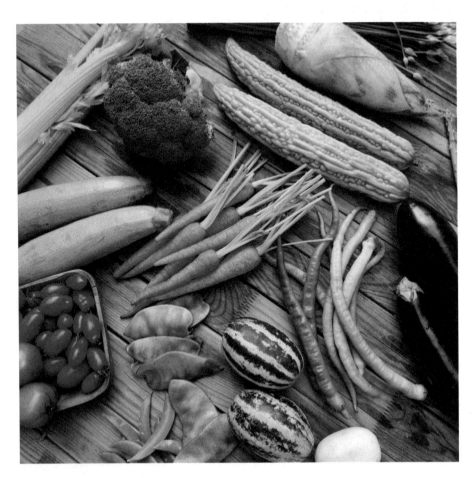

109
2~5 岁儿童的饮食注意有哪些？

问 烹调 2~5 岁儿童的膳食要注意什么？

答 在为 2~5 岁儿童烹调加工食物的时候，应少盐、少油，并避免添加辛辣刺激性物质和调味品，应尽可能保留食物的原汁原味，让孩子首先品尝和接纳各种食物的自然味道。口味以清淡为宜，尽可能少用或不用味精、鸡精等调味品。

问 如何正确烹调 2~5 岁儿童的膳食？

答 给 2~5 岁儿童吃的食物要切细碎，尽量采用蒸、煮、炖、煨等方式进行烹调。一是这类烹调方式对食材营养素的损失影响比较小，比如蒸制往往能最大限度地保存水溶性维生素；二是食材经过蒸、煮、炖、煨后会比较烂软，儿童容易消化吸收；三是这类烹调方式适合保留食材的原汁原味，可以不添加或者少添加油、盐、糖等各类调味品。蔬菜若选择水煮方式，需要适量加油，这样有助于脂溶性维生素的吸收，并且菜汤宜一同食用。

问 如何正确选择调味品？

答 建议 2~3 岁儿童每天摄入的食盐量低于 2 克，烹调油用量 10~20 克；4~5 岁儿童每天摄入的食盐量低于 3 克，烹调油用量 20~25 克。应少选用含饱和脂肪酸较多的猪油、牛油等，多选用富含必需脂肪酸的植物油，如大豆油、优质菜籽油等。父母应该学会使用限盐勺和控油壶，逐渐做到量化用盐、用油。

110
蔬菜处理都有哪些小诀窍？

问 蔬菜作为我们日常饮食的重要一部分，每天都吃的蔬菜应该怎样合理清洗呢？

答 先洗后切。尽量用流水冲洗蔬菜，不要在水中长时间浸泡蔬菜。切后再洗会使蔬菜中的水溶性维生素和矿物质从切口处流失过多。洗净后尽快加工处理、食用，最大限度地保证营养素的摄入。

有些蔬菜适合生吃，可以作为饭前饭后的"零食"和"茶点"，既保持了蔬菜的原汁原味还能带来健康益处，比如西红柿、黄瓜、生菜等蔬菜可在洗净后直接食用。

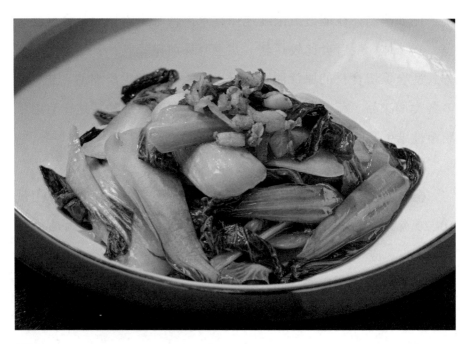

问 如何烹饪蔬菜，营养损失最少？

答 根据蔬菜特性来选择适宜的加工处理和烹调方法，尽可能地保留蔬菜中的营养物质。

第一，急火快炒。缩短蔬菜的加热时间，减少维生素的损失。但是有些豆类蔬菜，比如四季豆就需要充分加热，以分解天然毒素。

第二，开汤下菜。水溶性维生素对热敏感，任何加热工序都会增加营养的损失。因此，掌握适宜的温度，水开后蔬菜再下锅更能保留营养。

第三，炒好即食。已经烹调好的蔬菜应尽快使用，连汤带菜现做现吃，避免反复加热，这不仅是因为维生素会随储存时间延长而丢失，还可能因细菌作用增加亚硝酸盐含量。

111
孩子不爱吃？专家来支招！

问 鸡蛋营养丰富，但孩子不喜欢吃怎么办？

答 改变烹饪方式：如果孩子已经吃腻了蒸鸡蛋、煮鸡蛋，可以想办法，花点心思把鸡蛋做成其他各种美味的食物。例如，可以将鸡蛋做成美味的鸡蛋饼、鸡蛋卷、鸡蛋米饭团子等。

不同种类的蛋换着吃：如果孩子不愿意吃鸡蛋，也可以给他们换着吃各种蛋类，如鹌鹑蛋、鸽子蛋、鸭蛋等。

对于实在不喜欢吃蛋的孩子，要观察是否有对蛋类过敏的现象，如果有，就不要强迫孩子吃蛋，可以吃其他富含蛋白质的食物补充营养，比如各种大豆类及其制品，以及鱼、禽、肉类食物。

⑰ 很多孩子很挑食，哪些方法可以增加孩子对蔬菜的摄入？

⑳ 选择不同品种的蔬菜轮流吃。蔬菜品种很多，其中深绿色、红色、橘红色和紫红色蔬菜都属于深色蔬菜，除了菠菜、油菜等绿叶菜，常见的还有西蓝花、胡萝卜、西红柿、甜椒、南瓜等。这些蔬菜咀嚼起来不费力，而且本身具有酸甜的味道，更容易被孩子接受。不断变换品种，总能找到孩子爱吃的菜。

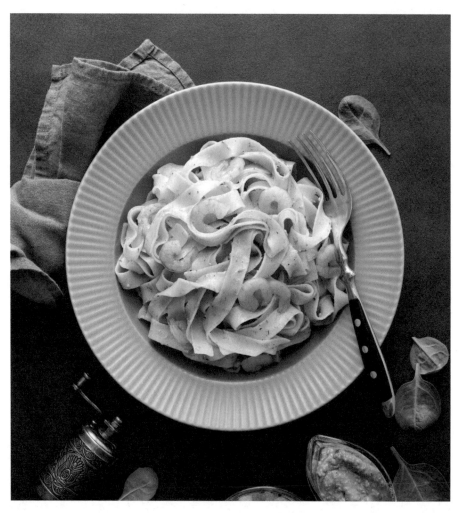

不强迫但也不放弃孩子不喜欢吃的蔬菜。对于不喜欢的绿叶菜，不要强迫孩子吃，但可以少量多次提供。可以尝试在孩子平时喜欢吃的菜里加入一点点不喜欢吃的绿叶菜，让他们逐渐接受绿叶菜的味道。同时，家长要以身作则起到榜样作用，多给孩子介绍蔬菜的营养价值并表现出对蔬菜的喜爱，千万别当着孩子的面说什么菜不好吃，以免破坏孩子对这种蔬菜的印象。

巧用烹调方法。可以把蔬菜剁碎了混在馅料里，给孩子做包子、包饺子，也可以做成蔬菜圆子，或者将菜叶打成汁和面，做面条、摊小薄饼等。只要你肯花心思，不怕孩子不吃蔬菜。

112
一日"三餐两点"怎样安排？

⑪ 现在很多幼儿园都会考虑每天必需营养素的摄入，给孩子每餐搭配不同的营养食材，一天饮食由"三餐两点"组成。什么是"三餐两点"呢？

❷ "三餐"指早中晚三餐，"两点"指上午10：00和下午3：00，即一天吃5顿。晚餐的时间比较早时，还可在睡前2小时安排一次加餐，即"三餐三点"。2~5岁学龄前儿童两正餐之间应间隔4~5小时，加餐和正餐之间应间隔1.5~2小时。加餐分量宜少，以免影响正餐进食量。

⑪ "三餐两点"应该怎样搭配，尤其是加餐应该吃什么？

❷ 可以根据季节和饮食习惯更换和搭配食谱。加餐以奶类、水

果为主，配以少量松软面点。晚间加餐不宜安排甜食，以预防龋齿。

"三餐两点"举例——

早餐：蛋，粥，菜肉包子。

早点：牛奶面包或饼干。

午餐：米饭或馒头，香菇炒豆腐，胡萝卜肉丝汤。

午点：酸奶，水果。

晚餐：西红柿鸡蛋面。

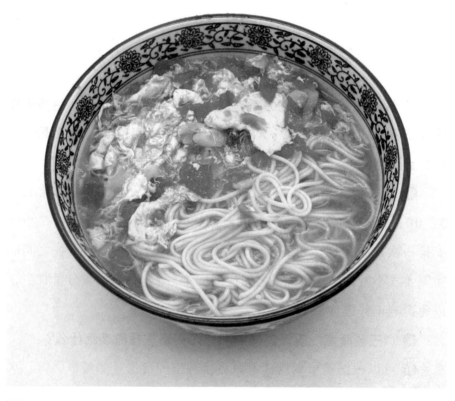

113
孩子"长个儿"黄金期，怎样安排早餐不将就？

⊙ 早餐作为一天中的第一餐，对膳食营养摄入、健康状况至关重要。怎样合理安排孩子的早餐？

🅐 早餐的食物应种类多样、搭配合理。可以根据食物种类的多少来快速评价早餐的营养是否充足。早餐吃的食物一般可分为4类：①谷类及薯类；②动物性食物；③奶及奶制品/豆类及其制品；④新鲜蔬菜和水果。当早餐包含以上4类食品时，可评价为营养充足，包含3类为营养较充足，包含2类或1类为营养不充足。

⊙ 孩子不喜欢吃早餐怎么办？

🅐 孩子不爱吃早餐是有原因的，可能是因为没完全睡醒、肚子还没饿、没有胃口、不喜欢吃早餐提供的食物等，我们应该积极分析原因，从早餐搭配、环境营造、健康教育等多个角度进行干预及引导。

第一，合理搭配，经常变换早餐食物，从色、香、味等角度增加早餐对孩子的吸引力。对于不爱吃早餐的孩子，进餐之前洗漱可以让他慢慢清醒，甚至感到饥饿。就座之后，不要一下子把所有的食物都摆出来，可以从清淡的或者他喜欢的食物开始，一点一点端上桌。

第二，营造愉悦的就餐环境，让早餐更有吸引力，比如使用颜色鲜艳的餐具、带有孩子喜欢的卡通图案的桌布，和孩子一起摆放早餐，在早上或头天晚上和孩子一起准备早餐，等等。

第三，父母和养护人以身作则，和孩子一起进食，起到良好的榜样作用。

最后，晚餐要清淡，而且进餐时间不要太晚，同时保证孩子的睡眠时间，让孩子在早餐前保持饥饿感，增加吃早餐的食欲。

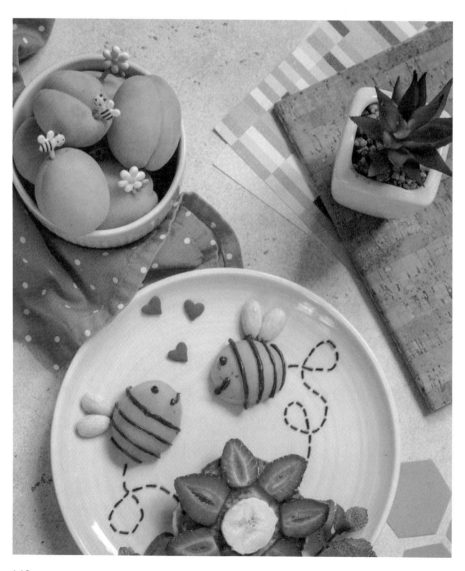

114
如何给孩子补好钙，让骨骼更健康？

问 谈起钙，大家都会说孩子长高要补钙。钙在孩子增高及生长发育过程中到底起了什么样的作用？

答 钙对保证骨骼的正常生长发育和维持骨健康起着至关重要的作用。钙是人体内含量最多的矿物质，人的生命从胚胎形成起至老年时期都离不开钙。由于学龄前儿童的生长发育旺盛，个子在不断长高，对钙的需要量相对较大，补充足够的钙才能满足他们的骨骼增长需要。如果缺钙或钙不足可导致孩子骨骼发育不良，不仅长不到理想的身高，还会增加成年后患骨质疏松症和骨折的风险。目前，国际上公认的预防骨质疏松症的最佳方法是提高成年期骨密度，但这需要从儿童期做起。

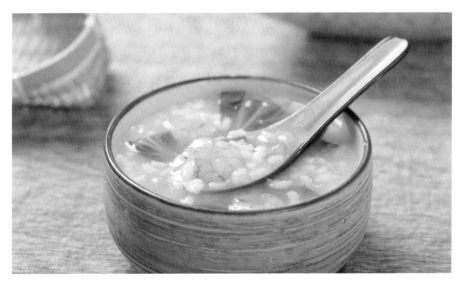

问 孩子对钙的需求量和钙的食物来源是什么？

答 为满足学龄前儿童骨骼生长，2~3岁孩子的钙需求量为600毫克/天，4~5岁为800毫克/天。奶及奶制品含钙量丰富，吸收率高，是儿童补钙的最理想来源。大豆、黑豆和豆腐含钙量也较丰富。农村地区奶的来源有限，可通过每日进食大豆及其制品补充钙。此外，芝麻、小虾皮、连骨吃的小鱼、海带等也含有一定的钙，宜经常摄入。某些蔬菜，如菠菜、苋菜含钙量丰富，但因为草酸的影响，导致钙的吸收率低，通过烹调前焯水的方式减少草酸摄入，可促进钙的吸收和利用。

115
40%的孩子都缺铁，缺铁的危害有哪些？

问 孩子容易出现铁缺乏的原因是什么？

答 铁缺乏的原因：①儿童生长发育快，需要的铁较多；②儿童和成人不同，铁的补充更多依赖食物补充；③学龄前儿童膳食中奶类食物仍占较大比重，相对来说吃其他富含铁的食物较少，而奶中含铁量较低，容易导致铁缺乏。

问 铁缺乏有什么危害？

答 铁是血液的重要成分，是儿童生长发育过程中不可或缺的矿物质。铁缺乏引起的缺铁性贫血是儿童期常见的疾病。铁缺乏的早期表现还包括头发枯黄、倦怠乏力、不爱活动或易烦躁、注意力不集中、对周围事物不感兴趣、记忆调节过程障碍等。缺铁性贫血患儿的常见临床表现为皮肤黏膜苍白，以唇、口腔黏膜、甲床最为明显，还会由于容易犯困、注意力不集中，从而导致学习能力差。缺铁性贫血长期得不到纠正，还可能会影响儿童的智力和体格发育。

问 孩子对铁的需求量和铁的食物来源是什么？

答 2~3 岁孩子的铁需求量为 9 毫克 / 天，4~5 岁为 10 毫克 / 天。含铁量丰富的食物有动物内脏、动物血、瘦肉、蛋和黄豆粉等，尤其是动物肝脏，是铁的最佳食物来源，每周吃 25~50 克猪肝即有预防缺铁性贫血的作用。由于植物性铁的吸收需要维生素 C 的协同作用，新鲜的蔬菜和水果含有大量的维生素 C，所以还要常吃新鲜的蔬菜和水果。

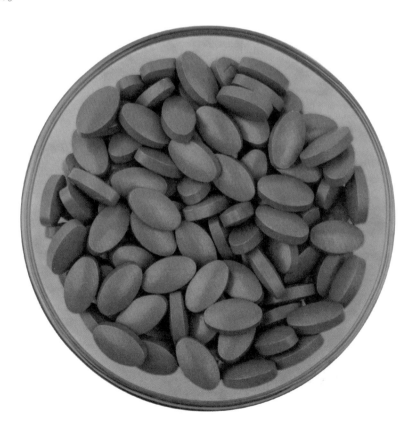

吃法

116
为什么说孩子健康要有"锌"？

（问）**为什么需要关注孩子的锌摄入？**

（答）锌是儿童生长发育过程中不可或缺的矿物质。锌参与蛋白质合成，以及细胞生长、分裂和分化等过程，能促进生长发育，增强机体免疫功能，促进脑发育与维持认知功能，还能促进伤口愈合等。

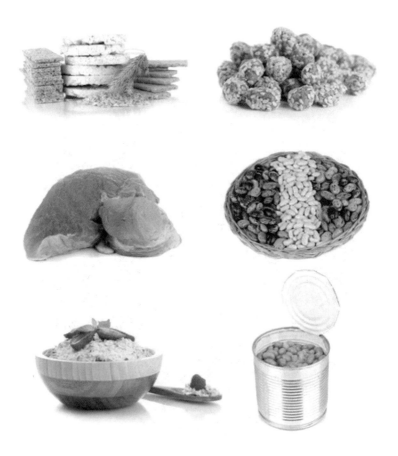

问 儿童锌缺乏有什么症状?

答 我国部分儿童存在边缘性锌缺乏的问题。锌的膳食摄入量降低、吸收利用减少,加上生长发育导致锌需求量增加,会出现锌缺乏。锌缺乏儿童常出现味觉下降、厌食甚至异食癖,嗜睡、面色苍白,抵抗力差而易患各种感染性疾病等,严重的出现生长迟缓。

问 家长要如何给孩子补锌呢?

答 2~3岁孩子的锌需求量为4毫克/天,4~5岁为5.5毫克/天。锌较好的食物来源是贝类食物,如牡蛎、扇贝等,锌的含量和利用率均较高;其次是动物内脏,尤其是动物肝脏,以及蘑菇、坚果类和豆类;肉类食品中,红肉中的锌相对较多,蛋类也含有一定量的锌。

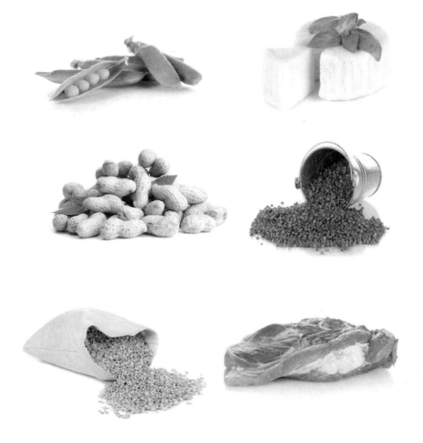

117
维生素补得不对也伤身？

问 维生素 A 缺乏症是世界卫生组织确认的世界四大营养缺乏病之一，维生素 A 对身体有哪些影响？

答 维生素 A 的好处：①促进生长、促进蛋白质合成；②保护视力；③维持神经系统的正常功能；④促进骨骼及牙齿发育；⑤抗感染。儿童补充维生素 A 能够起到促进生长发育、保护身体健康的作用。

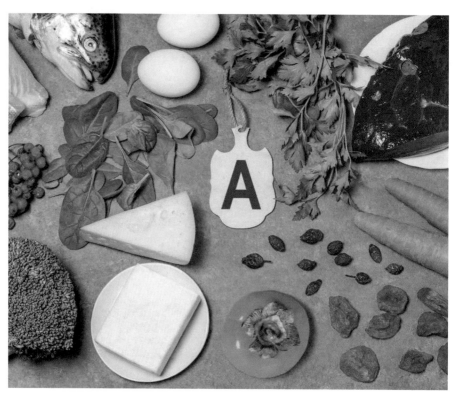

回 维生素 A 这么重要，所以很多人会每天补充，补充剂一吃一大把。过量补充维生素 A 会有什么危害？

答 过量维生素 A 有害健康。动物实验结果表明，高浓度的维生素 A 可能通过增加黄斑中脂褐素沉积的速度来加速视力丧失。研究表明，长期过量摄入维生素 A 可能通过脂质过氧化作用造成肝肾损伤。长期超量摄入维生素 A 的儿童会出现骨骺提前闭合，导致长不高、厌食、贫血等症状。

回 如何正确补充维生素 A？

答 2~3 岁孩子的维生素 A 需求量为 310 微克 / 天，4~5 岁为 360 微克 / 天。维生素 A 多存在于动物性食品中，如动物的内脏（其中动物肝脏中的含量最高）、鱼肝油、全奶、禽蛋等。动物性食品供应较少的农村地区，可补充植物性食物中的胡萝卜素。胡萝卜素在体内可转化为维生素 A，主要存在于深色蔬菜和水果中。

118
孩子一生都需要额外补充的营养素是什么？

回 大家都知道钙有助于孩子骨骼的发育，但是如果不补维生素 D，那补再多的钙也是没用的。为什么维生素 D 这么重要？

答 维生素 D 是人体钙磷调节的重要元素，在骨骼发育过程中起着至关重要的作用。钙，只有在维生素 D 的作用下，才能被孩子吸收利用。而儿童缺乏维生素 D 会导致佝偻病的发生，佝偻病的患儿往往身材矮小，骨骼变形，甚至智力也会受到影响。其次，缺乏维生素 D 会导致儿童因缺钙而经常性地出现手足抽搐。

问 维生素 D 应该如何补充？增加户外活动就可满足孩子对维生素 D 的需要吗？

答 不能完全满足。维生素 D 的来源有阳光照射、食物补充和维生素 D 补充剂服用。

和其他维生素不同，人体可通过皮肤接受紫外线照射而合成维生素 D，因此阳光照射是人体维生素 D 的主要来源，占体内维生素 D 的 80% 左右，所以增加户外活动，接受阳光照射是儿童补充维生素 D 的最主要方式。

饮食也是维生素 D 的来源，2~5 岁儿童的维生素 D 膳食需求量

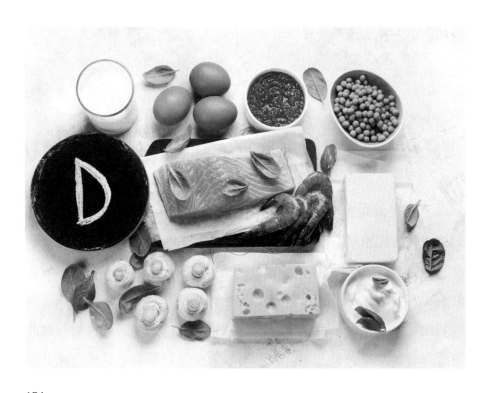

为 10 微克 / 天，但只有在一些多脂鱼、蛋黄、坚果和某些菌类中含有少量维生素 D。由于维生素 D 的食物来源不足，很多食品厂商会在常用的食物中进行维生素 D 的强化，如牛奶和奶制品、早餐麦片等。因此，要注意挑选富含维生素 D 的食物，多吃海鱼，也可挑选维生素 D 强化食品。

在阳光照射不足的情况下，可以适量口服维生素 D 补充剂。长期摄入大量维生素 D 补充剂所致的维生素 D 过量或中毒时有发生，所以家长在给孩子补充维生素 D 时，一定要在医生或营养师的指导下进行，不要擅自随意补充。

119
膳食纤维，你给孩子补对了吗？

问 经常听到有人说要多给孩子补充膳食纤维，膳食纤维对孩子有什么好处？

答 膳食纤维可以改善肠道功能，改善便秘，预防儿童肥胖，有助于排出有毒重金属元素，提高人体免疫力，改善和增进口腔、牙齿健康。因此，孩子也需要补充一定量的膳食纤维。

问 孩子多吃富含膳食纤维的食物，有益无害吗？

答 膳食纤维对孩子很重要，但相对于成人来说，摄入量应该少一些。孩子的胃容量有限，过多的膳食纤维会在满足孩子营养需求前塞满孩子的胃，影响食欲，阻碍钙、铁、锌等营养素的吸收，可能导致营养不良。因此孩子每日的膳食纤维摄入量应较成人适

吃法

当减少，2~5 岁的学龄前儿童膳食纤维摄入量为 10~14 克 / 天。

问 从哪些食物中可以获取膳食纤维？

答 粗粮杂粮、新鲜水果的膳食纤维含量要高一些，坚果中的花生、核桃等都是富含膳食纤维的食物。常见高膳食纤维食物有海苔、山核桃等。

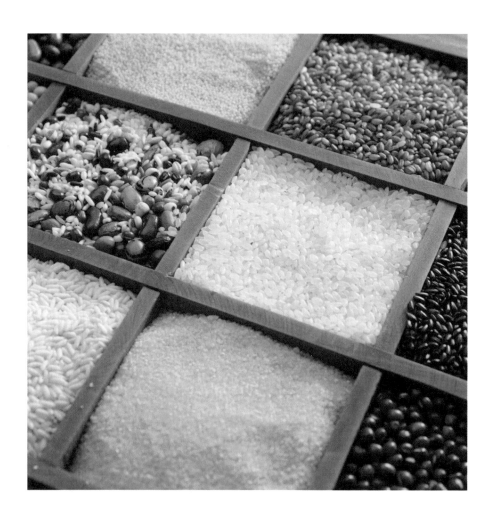

120
控糖不吃水果？你应该担心的是吃得不够！

问 果糖与健康之间的关系一直备受争议，提起果糖，也有很多人都不太了解。什么是果糖呢？

答 果糖是一种普遍存在的单糖。在天然饮食中，果糖主要存在于水果和一些蔬菜中，同时也可由蔗糖或其他糖水解而来。由于果糖是甜度最高的天然糖，所以常被添加到加工食品和饮料中，如糖果、西红柿酱、含糖饮料等。

问 摄入果糖是否会对健康造成不利影响？

答 果糖真的有害吗？不一定，但是过量的果糖是有害的。在维持饮食营养丰富的前提下，健康人群摄入适量（＜80克）的果糖是安全的，但与其他糖类一样，过度食用果糖是无益的，尤其是果糖制品，如高果糖浆、玉米糖浆等。过量食用果糖会增加肥胖、高血压、糖尿病、痛风等多种慢性疾病的发病风险。研究表明，果糖是引起儿童非酒精性脂肪性肝病的驱动因素，要控制儿童糖和果汁的摄入。美国儿科学会建议婴儿不要喝果汁，以控制儿童糖的摄入。

问 水果中的果糖含量如何？

答 100克新鲜水果中的含糖量为10克左右，同时水果还含有丰富的膳食纤维，膳食纤维可减缓机体对果糖的吸收，让肝脏充分代谢果糖，降低果糖转化为脂肪的可能。《中国居民膳食指南》推荐，2~3岁儿童每日食用100~200克新鲜水果，4~5岁为150~250克，成人为 200~350 克。照此标准，不用担心水果中的果糖会带来健康危害。

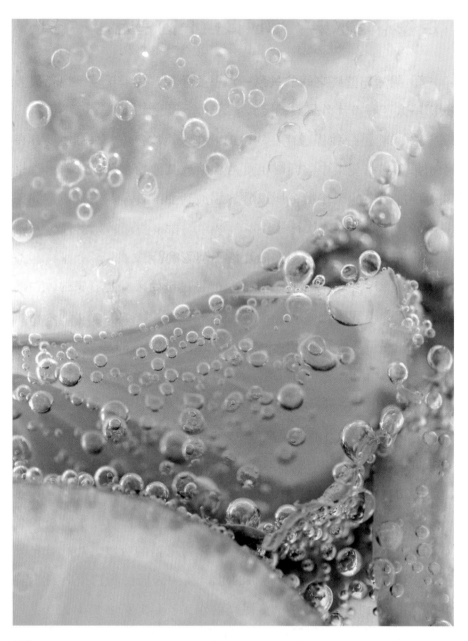

121
如何补充容易缺乏的微量营养素？

问 维持身体的各项功能和健康需要各种营养素。预防微量营养素缺乏的方法有哪些？

答 预防维生素和矿物质缺乏的方法包括食物多样化、食物强化和使用营养素补充剂等。

第一，食物多样化。食物多样化是改善人们营养状况的首选方式，因其可以同时提供多种营养成分。最新研究成果显示，食物可以为人体提供许多抗氧化剂和一系列抵抗非传染性疾病、增强免疫力的物质。

第二，食物强化。食物强化是将微量营养素添加到加工食品中。在众多营养改善方法中，食物强化策略能以合理的成本快速改善人群微量营养素状况，特别是当强化技术和配送网络较为完善时，效果更为明显。吸收良好且不影响食物味道和外观的营养强化剂已广泛应用于食物强化，如碘盐、铁强化酱油等。

第三，使用营养素补充剂。使用营养素补充剂是指通过片剂、胶囊或糖浆的形式大剂量补充微量营养素的方法。这种方式的营养素吸收利用率较高，可以快速改善已出现营养素缺乏的个体或人群的症状，是特殊人群营养素补充的最佳方式。从日常膳食中获得充足的能量，以及宏量和微量营养素，能让人们身体健康，充满活力。但是，在一些高寒地区，蔬菜水果十分缺乏，维生素的摄入可能会不足，或在一些经济落后的地区，动物性食品摄入不足，部分维生素和矿物质摄入也可能不足，在这种情况下，选择营养强化食品和营养素补充剂葡萄糖酸钙就有必要了。

122
平衡膳食，你吃对了吗？

🔵 随着生活水平的提高，人们越来越关注饮食健康，什么是平衡膳食模式？

🔴 平衡膳食模式是指按照不同年龄、身体活动和能量需求设置的膳食结构，这个模式推荐的食物种类、数量和比例，能最大程度地满足不同年龄阶段、不同能量水平健康人群的营养与健康需要。

🔵 平衡主要是食物选择和营养素需要的平衡，2~5 岁儿童平衡膳食需要注意什么？

🔴 第一，能量摄入和运动消耗的平衡。2~5 岁儿童每天应进行至少 60 分钟的体育活动，最好是户外游戏或运动，比如在公园玩耍、散步、爬楼梯、收拾玩具、骑小自行车等；减少看电视、玩手机、电脑或电子游戏等"静态"活动。

第二，强调丰富多样的食物种类和品种，能量和营养素补充达到适宜水平。建议平均每人每天摄入 12 种以上食物，每周 25 种以上；没有不好的食物，只有不合理的膳食，关键在于平衡。量的概念十分重要，比如说肥肉，其主要营养成分是脂肪，还含有胆固醇，对于能量不足或者能量需求较大的人来说肥肉是一种很好的提供能量的食物，但对于已经能量过剩的人来说它是不应被选择的食物。

第三，足量饮水。2~3 岁儿童建议每天饮水 600~700 毫升，4~5 岁儿童建议每天饮水 700~800 毫升。

第四，避免油、盐、糖摄入过量。2~3 岁儿童每天的盐摄入量应小于 2 克，油 10~20 克，添加糖 10~15 克；4~5 岁儿童每天的盐摄入量应小于 3 克，油 20~25 克，添加糖 15~20 克。

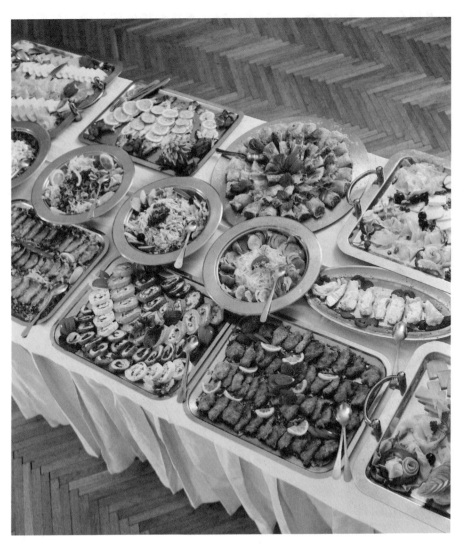

123
孩子总生病，吃蛋白粉能增强免疫力吗？

问 很多学龄前孩子的家长都有同样的感受，孩子免疫力低下，天气稍有变化就要生病。补充蛋白粉和氨基酸能使孩子更强壮吗？

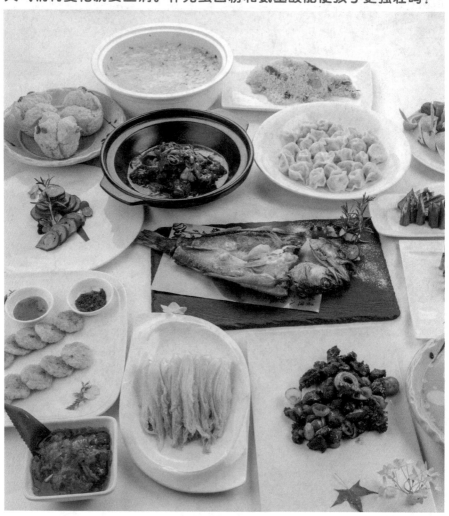

答 不会。蛋白质缺乏的确会影响儿童的体格生长，导致生长发育迟缓。但是，摄入过多的蛋白质会增加儿童的肠胃和肾脏负担，不利于儿童大脑发育和身体的健康。因此，在儿童饮食中，既要预防蛋白质的缺乏，也要避免蛋白质的过量摄入。

问 **孩子如何补充蛋白质效果更好？**

答 中国营养学会对 2 岁儿童蛋白质的推荐摄入量为每日 25 克，3~5 岁为每日 30 克。蛋白质广泛存在于动、植物性食物中，动物性食物中的畜禽肉类、鱼虾类、蛋类、乳类是膳食中较好的蛋白质来源，豆类，尤其是大豆，也是优质蛋白质的重要食物来源。动物性蛋白质利用率高，但同时富含饱和脂肪酸和胆固醇，而植物性蛋白质利用率较低，因此在日常饮食中要注意动物性蛋白质和植物性蛋白质之间的平衡，适当进行搭配是非常重要的。通常情况下，儿童完全可以通过正常饮食摄取到充足的蛋白质，还不容易造成过量，所以家长们无须再多花钱去额外补充蛋白粉和氨基酸，否则稍不留神还会导致蛋白质过量。

124
"脑黄金"DHA，是智商税吗？

问 **DHA 是什么？怎么给孩子补？**

答 DHA 是大脑和视网膜的重要组成成分，俗称"脑黄金"，对智力和视力的发育起到重要作用。DHA 可以通过食物中的亚麻酸衍生而来，其中亚麻籽油、核桃油中含丰富的亚麻酸，也可通过吃富含 DHA 的食物，如三文鱼、鲱鱼等海鱼获得。

问 DHA 那么重要，学龄前儿童是否需要额外补充 DHA？

答 通过平衡膳食可以摄入充足的 DHA，不需要额外补充。任何营养物质的摄入都必须适度，一旦某种营养物质摄入过量就会打破人体原有的营养平衡，因此 DHA 同蛋白质、维生素等其他营养

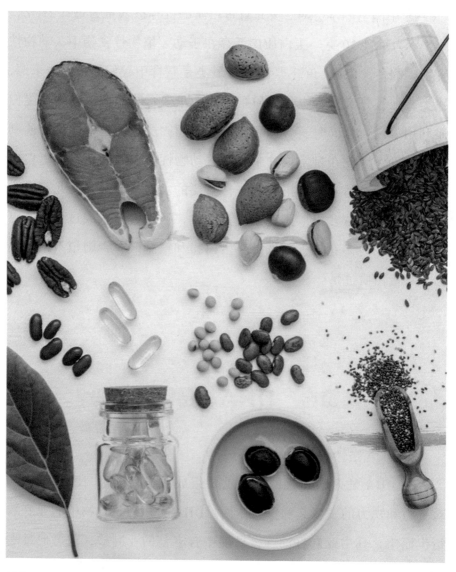

物质一样，并非摄入得越多越好。由于 DHA 是一种不饱和脂肪酸，具有不稳定、容易被氧化等特性，服用 DHA 补充剂可能导致摄入过量，进而产生免疫力低下、消化负担增加等副作用。因此，家长每周最好安排孩子吃一次海鱼，或在食用油的选择上考虑亚麻籽油和核桃油，让亚麻酸在体内转化为 DHA。一般情况下，孩子最好通过食物补充 DHA，只有在特殊情况下才考虑服用 DHA 补充剂。

125
宝宝多大时可以吃坚果？

（问）对于大人来说，食物基本上可以分为喜欢吃的和不喜欢吃的。但是对于孩子来说，可不能光凭主观意识来决定吃什么，还得考虑安全因素。比如坚果问题，宝宝多大时可以吃坚果？

（答）1 岁之内的孩子我们不建议吃坚果，3 岁之内最好都不要吃块状的坚果，因为孩子的咀嚼能力比较差，再加上情绪不够稳定，一旦一哭一乐，把异物吸到气管内，会造成更大的损伤。如果孩子一定要吃，可以碾碎了再吃。如果吃带核或带籽的水果，如枣子、西瓜等，应先将核或籽去掉。

（问）说到受欢迎的健康零食，坚果一定算一个。适合学龄前儿童吃的坚果有哪些？

（答）4~5 岁的儿童可以适量吃些坚果，包括核桃、栗子、腰果、开心果、扁桃仁、杏仁、西瓜子等。坚果是一类营养丰富的食品，除富含蛋白质和脂肪外，还含有大量的 B 族维生素、不饱和脂肪酸及较多的膳食纤维，适量摄入有益健康。坚果虽为营养佳品，但因其所含能量较高，也不可过量食用，以免导致肥胖。

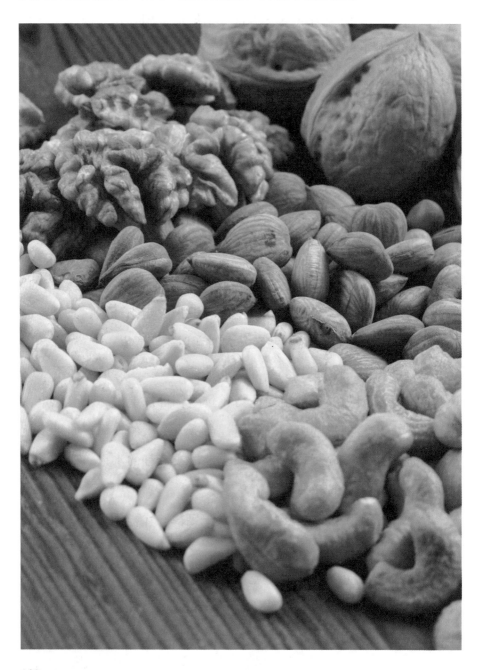

126
怎样给孩子吃肉？

问 学龄前儿童每天究竟需要吃多少肉？

答 根据中国学龄前儿童平衡膳食宝塔推荐，2~5 岁儿童鱼、禽、瘦肉类每天的建议摄入量为 50~75 克。请注意，建议的摄入量是指去掉废弃部分的净重。鱼、禽、瘦肉等动物性食物是优质蛋白质、脂溶性维生素和矿物质的良好来源，铁的利用率较高；鱼类，特别是海产鱼所含的不饱和脂肪酸有利于儿童神经系统的发育；动物肝脏含有的维生素 A 极为丰富，还富含维生素 B_2、叶酸等，因此建议儿童经常吃适量的鱼、禽和瘦肉。

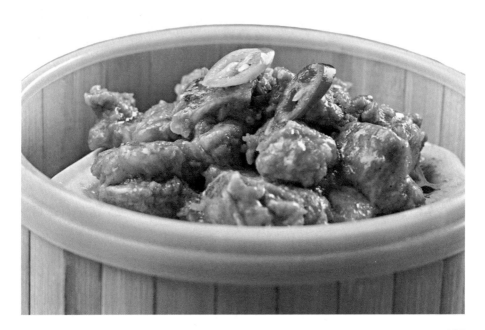

问 红肉和白肉哪个更适合儿童的营养?

答 天然的食物各有各的好处，"红肉"和"白肉"没有什么绝对好或绝对坏的问题，建议合理搭配食用。

根据生肉的颜色，肉类可以分为"红肉"和"白肉"。一般来说，畜肉的颜色较深，呈暗红色，称为"红肉"，如牛、羊、驴、猪肉都属于"红肉"；鸡、鸭、鹌鹑等禽肉颜色浅，属于"白肉"。一般来说，比较红的肉，其中的铁、锌等微量元素含量比较高，蛋白质含量也比较高。如果儿童有缺铁性贫血的问题，那么可以通过补充红肉来辅助改善缺铁的问题。但是，红肉也不能吃得过多，研究发现，红肉吃得太多，会增加心血管疾病和肠癌的患病风险。相比而言，有些研究发现日常用白肉替代红肉有利于降低全因死亡率，换句话说，就是有利于长寿。

127
这种食物是"儿童不宜"吗?

问 说起动物内脏，我们都会认可它的营养价值，但是也有人担心多吃内脏会对健康不利，那么动物肝脏到底应该怎么吃? 儿童适合吃吗? 摄入量是多少?

答 可以吃，但是不能过量。每周吃一次，每次吃 25 克左右即可。从营养学角度来看，动物内脏含有丰富的铁，尤其是吃深红色的动物内脏，可以预防缺铁性贫血；动物内脏含有丰富的维生素，比如动物肝脏含有人体所需的全部 14 种维生素，其中维生素 A、维生素 D、

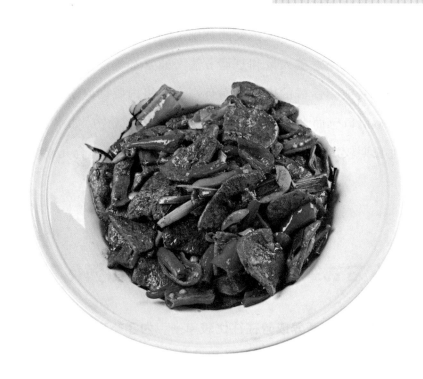

维生素 B_2 的含量特别高；动物肝脏还含有丰富的蛋白质，铁、锌、铜、锰等微量元素也十分丰富。6~7 克猪肝，可满足学龄前儿童一日维生素 A 的需要，36 克猪肝可满足维生素 B_2 的需要，27 克猪肝可满足铁的需要，20 克猪肾就可满足硒的需要。

🔘 **动物肝脏到底有"毒"吗？**

🅰 肝脏是动物体内最重要的营养合成器官，同时也是解毒器官，各种毒素都会被送到肝脏去处理。肾脏则是动物体内的排毒器官，它也很难避免和毒物打交道。如果动物本身患有疾病，或过量服用药品，或饲料中有过多的重金属和其他难分解的环境污染物，这些成分有可能在肝脏中长期积累。

但是，动物肝脏的这些害处，都是建立在动物本身患病，或过量使用药品，或饲料水源被污染的基础上的。只要食用经过动物检疫的合格产品，注意摄入量和烹调方法，通常都是安全的。注意不要吃发生病变或不新鲜的内脏，而且一定要将内脏彻底烹熟，不要因为追求嫩滑口感而吃没熟透的内脏。相比于大型动物，如牛、羊等，鸡和鸭生长期较短，其肝脏中的污染物积累更少，更适合儿童食用。

128
换个方式来补铁——什么是食物强化？

问 天然食物的营养成分往往比较单一，为了补充人体必需的营养素，人们发明了强化食品。什么是营养强化食品？

答 在食物加工过程中，人为添加了营养素的食品就是营养强化食品。这些人为添加到食品中的营养素，都是在日常膳食中容易缺乏的人体必需营养素。目前世界上已有 60 多个国家通过立法的形式实行了食物营养强化。我国从 20 世纪 90 年代起就实行了食盐加碘的强化，另外还有在大米、面粉中强化维生素 B_1、维生素 B_2，在食用油中强化维生素 A，在酱油中强化铁等措施。人们可根据自身的生理特点和营养需求来选择适合的营养强化食品。

问 吃铁强化酱油对孩子好吗？

答 可以放心地给孩子使用铁强化酱油。食物铁强化是目前国际公认的经济、有效和可持续的给人群补铁的方法，之所以选择酱油为铁强化食物载体，是因为我国 80％以上的家庭使用酱油。

用于酱油铁强化的是中国疾控中心研制的新型铁强化剂，它在人体内的铁吸收、利用率高于其他铁剂，而且它在食品加工和储存过程中性质稳定。中国疾控中心的一项研究表明，每天给予婴幼儿5毫克铁，在18个月的补充后，原来不贫血的婴幼儿的血红蛋白值还是在正常范围内，因而没有缺铁性贫血的人群也可放心吃铁强化酱油。

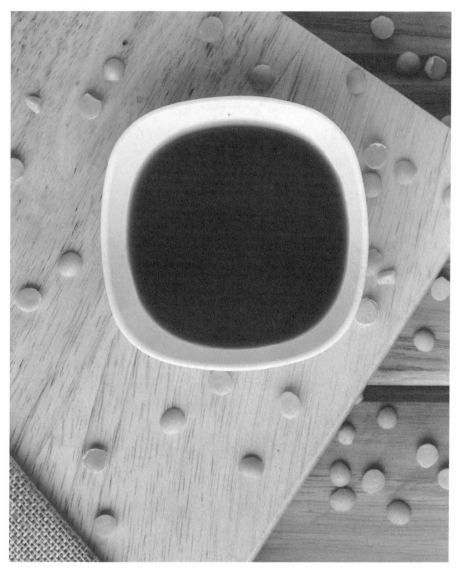

129
喝汤的正确"姿势"，你学会了吗？

问 饭前喝汤好还是饭后喝汤好？

答 不一定。关于这个问题涉及人体对水的需求量，以及汤的营养问题。学龄前儿童新陈代谢旺盛，活动量大，水分需求量也大，但儿童的胃容量小，每天应少量多次饮水，上午、下午各饮 2~3 次，晚饭后根据情况而定。因此，学龄前儿童不宜在饭前大量喝汤，以免充盈胃容量，冲淡胃酸，影响食欲和消化。

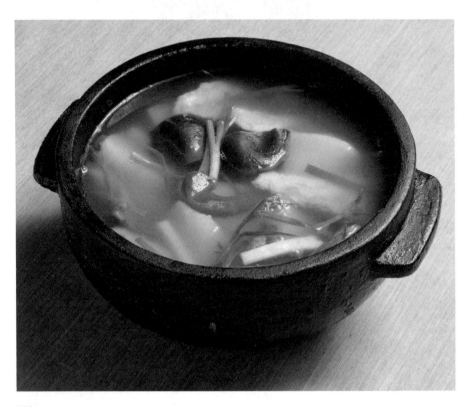

问 有些人小时候总被妈妈逼着喝汤，少吃点肉，原因是相传汤的营养价值比肉高。这个说法流传甚广，以至于被扔掉的总是肉渣渣。这种说法真的有科学道理吗？

答 鱼汤、肉汤、鸡汤和鱼肉、猪肉、鸡肉的营养价值是不可比的，一般汤里的蛋白质含量只有肉中蛋白质含量的 7% 左右，大量的蛋白质、脂肪、维生素和矿物质都留在鱼肉、猪肉、鸡肉中，只给孩子喝汤是得不到各种足够的营养补充的，根本不能满足儿童生长发育的需要。当然，鸡汤、鱼汤、肉汤鲜美可口，可以刺激胃液的分泌，也可增加食欲。因此，家长可以这样做：先给孩子喝点汤，但不宜过多，开开胃即可，然后再吃饭。另外，不宜给孩子喝多油浓汤，太浓、脂肪太多的汤，反而会影响孩子的食欲，甚至引起儿童脂肪腹泻。

130
哪些食物不能给孩子乱吃？

问 超市货架上摆着各种食品，其中果冻深受孩子们的喜爱。果冻会不会对孩子的健康产生影响？

答 果冻会对孩子的健康产生影响。果冻的主要成分是水、糖及膳食纤维，过多食用会影响孩子对其他食物的摄入，可能导致营养素摄入不均衡，从而影响孩子的身体健康，因此偶尔吃一点可以，但不建议多吃。同时，果冻的形态可能会给儿童，尤其是低龄儿童带来安全问题。孩子的吞咽功能还不健全，如果在嬉笑打闹中食用果冻不慎被噎住，可能导致儿童窒息，甚至死亡等严重安全事故，因此对于果冻，尤其是凝胶果冻，4岁以下儿童不宜食用，4岁以上儿童必须在大人监护下食用，不要一口吞食。

问 **孩子可以吃醪糟吗？**

答 孩子不能吃醪糟。醪糟是由糯米或者大米经过酵母发酵而成的一种风味食品，是一种米酒。由于儿童正处于生长发育阶段，各脏器功能还不很完善，此时饮酒对机体的损害尤为严重。儿童即使饮少量的酒，其注意力、记忆力也会有所下降，思维能力发育将变得迟缓，特别是儿童对酒精的解毒能力低，饮酒过量轻则头痛，重则造成昏迷，甚至死亡。因此，18岁以下未成年人禁止饮酒，也不建议吃醪糟。

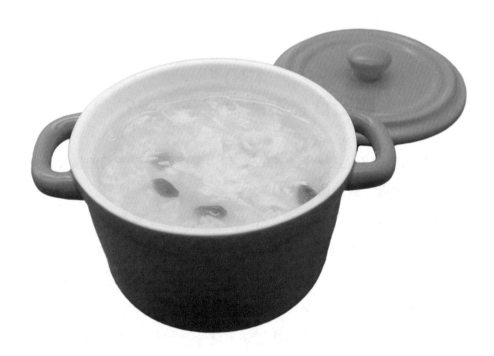

问 **生鱼片的口感很好，营养丰富，孩子可以吃吗？**

答 儿童不要吃生鱼片。儿童的消化系统还不成熟，如果吃生鱼片容易导致消化不良，况且生鱼片未经加热，有感染致病菌、寄生虫的风险。

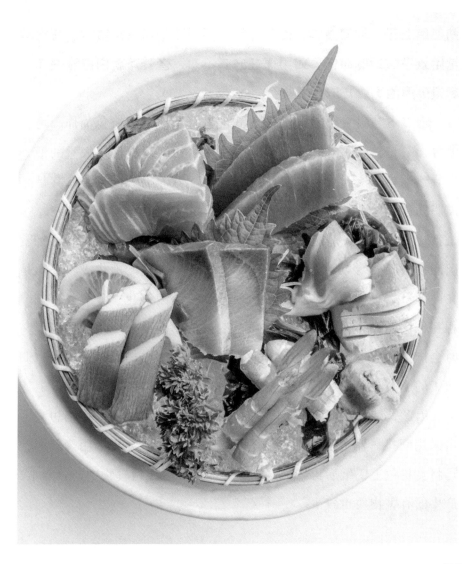

131
儿童成长过程中尽量少用的烹调方法有哪些？

（问）说到孩子长高，不少家长操碎了心！喝牛奶、补钙，能用的劲都用上了。你知道吗，比额外补钙更重要的是日常膳食。可是平常给孩子做饭的时候，如果烹饪方式不对，营养可就白白流失了。尽量少用的烹调方法有哪些？

（答）2~5岁儿童膳食在烹调方式的选择上应尽量避免油炸、烤、煎等，一是食物在炸、烤、煎制过程中，往往需要使用大量的油，易导致油脂摄入过多；二是食材在高温下营养损失严重，尤其是必需脂肪酸和维生素，因此油炸食品的营养价值不及原料的1/3；三是食物在炸、烤、煎制过程中，随着温度升高，水分含量逐渐降低，肉质会不断变得紧致、结实，不利于2~5岁儿童的消化吸收；四是在高温下，食物中的脂肪、蛋白质、淀粉会因氧化、分解、聚合、相互作用而产生有毒有害的物质；五是植物油反复使用且油温很高时会产生大量有害化合物，当食用油被加热到270℃时，正在烹调加工的成人吸入油烟后其健康会受到影响。

因此，建议少吃或不吃油炸、烤、煎的食品。如果特别想吃，可采用间接烤制方法，使食物不直接与热油接触，比如用烤箱时，可将食材包上锡纸后再烤，这样不仅能更多地保留食物中的营养素，产生的有害物质也较少。

132
被列入"黑名单"的激素食物，
吃了会让孩子早熟吗？

⑩ 秋季是鳝鱼大量上市的季节，但很多人说鳝鱼不能给孩子吃，这是真的吗？

⑳ 之所以有鳝鱼不能给孩子吃的说法，是因为害怕鳝鱼在人工喂养时添加激素，影响孩子生长发育，但这种可能性是很小的。

鳝鱼在成长阶段中会有一个转性的过程，意思是雌性的鳝鱼在

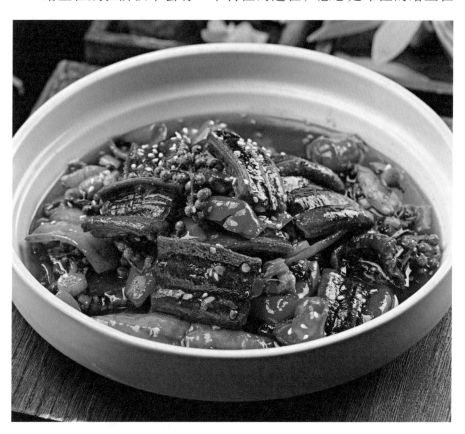

产过一次卵后会变性为雄性。如果在饲养时添加激素就会改变这种特性，从而导致整个生长环境的改变，影响产量及经济效益，所以养殖者是不敢贸然去打破这种平衡的。其实，鳝鱼营养价值很高。鳝鱼中的维生素 A 含量很高，是带鱼的两倍，含有的卵磷脂和 DHA可以促进孩子视网膜和大脑发育，并且没有刺，非常适合孩子食用。

囘 我们吃的各种食物里，是不是真的有"激素"？这些"激素"对人体有没有不好的影响？

答 动物体内天然都会含有微量激素，但是不构成食品安全问题。正如一般情况下我们不需要吃激素类药物，体内就会含有一定水平的激素一样，正常动物体内天然也会含有微量激素。通常动物越肥，雌激素水平就会越高，而现在人们普遍大量食用肥育动物，因此从食物中得到的激素比几十年前必然会多一些。但即便如此，仅以食物中的激素水平，还是不太可能直接影响人体生长发育。

133
一碗鱼汤能给宝宝补好营养吗？

囘 很多家长认为吃补品、补药的效果还不如喝一碗鲫鱼汤的效果给力。用鲫鱼汤煮饭一定很有营养吗？

答 不一定。鱼汤中含有少量可溶性蛋白质、氨基酸、钾和可溶性 B 族维生素等营养素，非常容易被人体吸收。汤中毕竟水分更多，蛋白质、矿物质等营养物质的含量肯定比不上鱼肉。

大多数人喝鱼汤是因为想品尝鱼汤的鲜美滋味，对于有正常消化能力的人来说，只喝汤、不吃肉，肯定非常可惜。对于消化能力较弱的患者、老年人、孩子来说，鱼汤中含有的很多可溶性含氮物质，可以起到促进食欲和刺激消化液分泌的作用，所以用鱼汤煮饭还是很好的，比白粥的营养价值要高。不过要注意的是，给孩子喝鱼汤时要注意去油，因为过多的脂肪对小孩子来说是个负担。

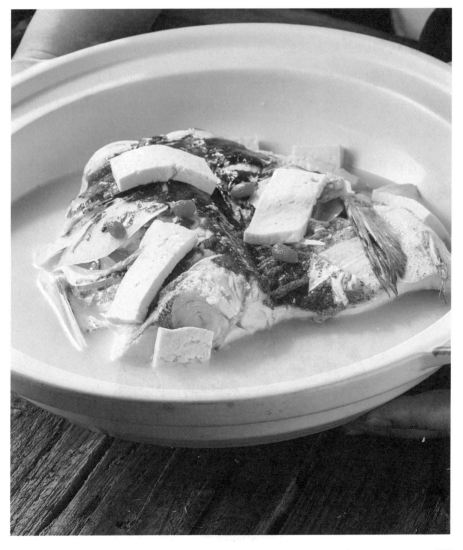

134
汝之蜜糖，彼之砒霜？食物竟是"双刃剑"？

💬 我们平时经常会听到这样一句话，"汝之蜜糖，彼之砒霜"，怎样理解这句话呢？

🅰 这句话主要表达的意思是食物可能是双刃剑，别人的美食对于你来说可能并不适合，甚至会给健康带来隐患。吃对了是维护健康，甚至是治愈疾病的良药，吃错了就是慢性毒药，会一天天地损害我们的健康。

生活中很多人患有关节炎，我们往往不会把关节炎和食物联系起来，首先想到的是应该吃什么药。实际上，大多数医生首先会去找寻患者患关节炎与其日常饮食的关系，因为饮食是其中一项重要的根本病因。我们中医提到这类病症时就会与饮食、气候相关联。

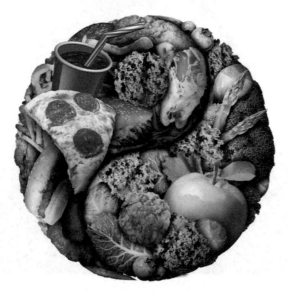

近年来，国际上出现了一种不同于以往临床的新的医学思维模式——功能医学。功能医学更注重寻找疾病根源，强调机体功能的平衡是维持健康的基础，任何慢性疾病发生前都有一种或多种功能长期失衡的过程。功能医学特别关注食物对健康和疾病的影响。

135
急性食物过敏和慢性食物过敏的区别是什么？

问 急性食物过敏和慢性食物过敏的区别是什么？

答 生活中我们常说的食物过敏，更多指的是急性食物过敏，这种食物过敏通常表现为吃了食物以后在很短的时间内就会出现一些症状，因为反应迅速，本人会很容易把不适和吃的食物联系起来。急性过敏的半衰期短，一般在 48~72 小时以后症状就消失了。

问 有人吃虾会引起过敏，严重的会导致休克，这些都属于急性过敏的范畴吗？

答 在我们的生活中，意识到是吃了食物以后才有的不良反应，尤其是有像休克这样严重的症状，一般都是急性过敏反应。

急性食物过敏的范畴很广，有人对荞麦过敏，有人对椰子的成分过敏，有人对杏仁中的成分过敏，但本人都非常明确地知道自己对某个食物过敏。个人的急性过敏往往涉及的食物种类很少，只有一两种。在人群中这种过敏反应的发生率很低，大概为 1.5%，就是 1000 个人里有 15 个人会发生这种过敏反应。急性过敏反应症状多样，可能是肠道或者皮肤症状，也可能是呼吸道症状等，总体表现因人而异，症状轻重因人而异。

136
慢性食物过敏有哪些症状？

问 **什么是慢性食物过敏？它有哪些的症状呢？**

答 慢性食物过敏也称食物不耐受，生活中人们也称其为食物敏感。慢性食物过敏发病缓慢，表现为各种各样的慢性炎症症状，除了腹泻、便秘等肠道症状，还包括湿疹、皮炎、关节炎、鼻炎，甚至是多动、抑郁等神经系统的症状，所以患者往往不知道自己过敏了。慢性食物过敏反应持续时间长，抗原－抗体复合物的半衰期是21~23天，就是说吃了引起过敏的食物后，产生的抗原－抗体复合

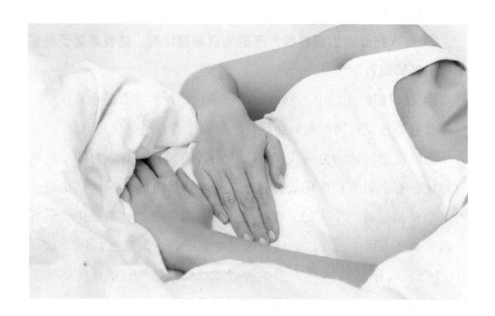

物需要 21~23 天才能代谢掉一半，在此期间，如果你又不断地吃这种食物，那就会一直处在炎症状态，过敏症状就会持续存在。这种慢性过敏往往会涉及多种食物，人群发病率高，能够达到 50%，就是平均 100 个人当中有 50 个人存在这种过敏反应。

慢性食物过敏涉及的食物种类多，人群发病率高，隐蔽性强，表现为多系统慢性炎症症状，因此对健康危害大。需要广泛科普，引起多方重视。

137
慢性食物过敏是如何引起的？

问 慢性食物过敏是如何引起的？

答 慢性食物过敏是由免疫球蛋白 IgG 介导的 III 型延迟型超敏反应。它是食物过敏原和肠道免疫系统功能紊乱共同作用的结果。因为我们每天都在不停地吃东西，肠道不断地暴露在有毒有害的物质中，机体必须增强它的防御功能，所以给肠道安排了大量的淋巴结和淋巴细胞。肠道含有全身 2/3 的免疫组织，它们是守卫肠道大门的卫兵。

正常情况下，小肠上皮细胞之间存在紧密连接，食物中的抗原物质是没有办法通过上皮细胞进入基底层的，免疫系统也就不会暴露在抗原之中。但现在的问题是食物中的某些蛋白质因为各种原因无法被完全消化，以多肽或其他的分子形式存在，而恰恰小肠上皮细胞间的紧密连接受到破坏，这些多肽或其他分子穿过肠上皮之间的缝隙进入基底层，我们身体的免疫系统不认识这些未完全消化的蛋白质，把它们当成了入侵的敌人，那对于敌人，免疫系统一定要做点什么，于是就出现了免疫反应，这就造成了Ⅲ型超敏反应的发生。这种免疫反应会产生抗原－抗体复合物，沉积于局部或全身多处毛细血管基底膜。

当抗原持续存在、机体不能及时清除时，免疫复合物持续引起炎症和组织损伤，久而久之产生各种临床病症。

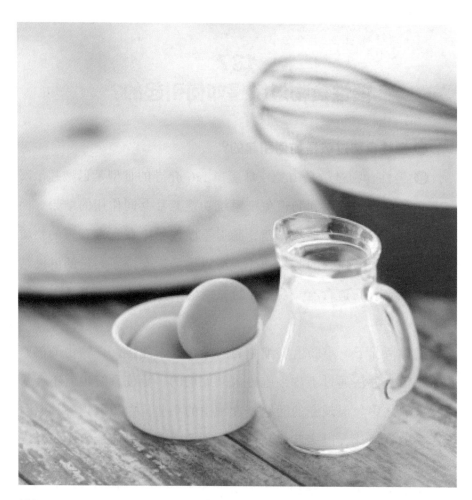

138
哪些食物容易引起慢性食物过敏？

问 什么食物容易引起慢性食物过敏？

答 最容易发生慢性食物过敏反应的食物是鸡蛋、牛奶、小麦、大豆、花生、玉米、贝类、牛肉、猪肉、橘子等。

现在患皮炎、湿疹的孩子越来越多，患鼻炎、哮喘的孩子越来越多，患多动症、孤独症的孩子也越来越多，是什么导致了这样的结果？其实，这些问题很多时候都和慢性食物过敏有关。因此，慢性食物过敏值得我们每一个深切关注。

139
为什么"熊孩子"的调皮可能是
慢性食物过敏引起的？

问 慢性食物过敏健康对儿童的身体健康有什么影响？

答 很多小孩子上小学了，还会发生尿床现象，家长会很生气，觉得孩子没出息。其实，孩子出现症状说明他的生理功能出现了问题，其中最主要的原因之一就是存在慢性食物过敏反应。慢性食物过敏对膀胱黏膜产生炎症刺激，导致孩子憋不住尿，发生尿床。我们找出发生过敏反应的食物，从食谱中去掉它，不再吃，就去除了炎症刺激因素，解决了尿床的根本原因。

慢性食物过敏引起的心血管系统症状包括胸痛、心律不齐、血压升高、心跳加快等。慢性食物过敏对于大脑的炎症刺激可以引起多种神经系统的临床表现，包括焦虑、抑郁、易怒、情绪波动大、易激惹、攻击性强、注意力不能集中、记忆力减退、理解力差、学习障碍，严重的甚至出现精神错乱、人格改变。慢性食物过敏还会导致慢性疲劳、头痛及偏头痛、睡觉障碍、肥胖等病症，给患者的生活带来长期困扰。

140
慢性食物过敏常见的临床表现是什么？

问 慢性食物过敏常见的临床表现是什么？

答 国内有论文总结了慢性食物过敏常见的临床表现，包括慢性腹泻、腹痛、皮疹、红斑、湿疹、皮肤瘙痒、偏头痛、失眠、哮喘、鼻炎、关节痛等病症。

一种功能失衡会导致多种疾病的产生，如果我们把炎症性疾病比作一棵树，那慢性食物过敏这种免疫功能紊乱的后果作为一种致炎机制就像是炎症性疾病这棵树的树干，给炎症性疾病的发生源源不断地提供肥料，关节炎、鼻炎、皮炎、湿疹、偏头痛等炎性病症都是这棵大树所结的果实，虽然表现形式不同，但本质是相同的，且没有排他性，所以一个人如果存在慢性食物过敏反应，那他往往会同时表现出多种炎性病症，尤其是孩子，只是我们没有把这些炎性病症联系起来考虑而已。

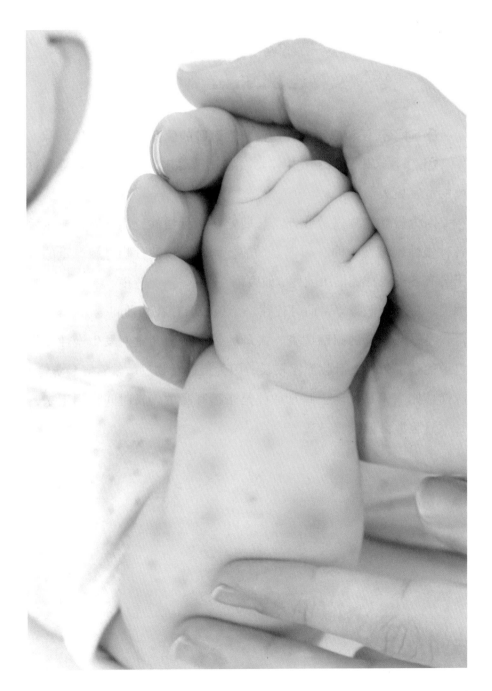

141
对于孩子和成年人，
慢性食物过敏的危害哪个更大？

问 对于孩子和成年人，慢性食物过敏的危害哪个更大？

答 综合来讲，孩子发生慢性食物过敏要比成人发生慢性食物过敏的危害更大。

因为慢性食物过敏使孩子长期处在一种慢性炎症状态，成年后各种慢性疾病发生的时间都会提前。同时，慢性食物过敏严重的孩子会有各种各样的健康问题，如腹泻、便秘、口腔溃疡、鼻炎、哮喘、咽炎、皮炎、湿疹等，而且往往一个孩子会存在几种问题。

经过几十年的跟踪调查，大量的数据证明儿童期发生慢性食物过敏的孩子，长大后脸形比较长，因为慢性食物过敏常常导致鼻塞、腺样体肥大，孩子晚上睡觉往往是张嘴呼吸的，长时间作用下来，长大后脸形会偏长。

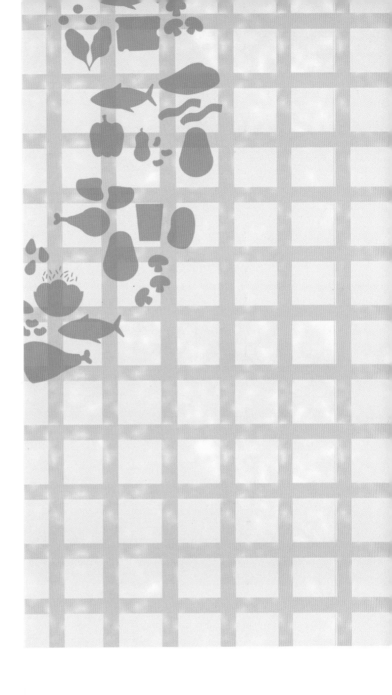

策划编辑　黄春雁

责任编辑　李梦缘　农　艳

封面设计　臻鲸文化

食物营养教育，是指以食物为主体，采用现代的传播手段和信息技术，开展全方位的科普教育和行为养成，包括食物生产（农耕文化）、膳食搭配、饮食习惯、粮食节约、饮食文化、环保意识等。

　　进入新时代，我国食物种类及数量得到极大丰富，食物消费水平不断升级，城乡居民营养健康状况显著改善。与此同时，食物营养发展面临着诸多新的挑战，老百姓对什么是健康的饮食和生活方式认识不足，吃出来的问题越来越严重——膳食结构不合理现状严重，隐性饥饿挑战依然严峻，超重肥胖人数快速增长的势头仍未得到有效遏制，营养相关慢性病低龄化发展，居民（尤其是学生）体质提升任务仍然艰巨。这就需要从认知着手，从加强食育起步，全面推进国民健康素养的提升。从当前实际看，相比于德育、智育、体育、美育和劳动教育等，食育的基础性和紧迫性更突出，应该成为国民教育体系的重要内容。

上架建议　食品营养

ISBN 978-7-5132-8586-5

读中医药书，走健康之路

养生正道　　悦读中医

定价：58.00 元